최박사의

안면관찰
통증
치료원리
원리편

최박사의 안면관찰 통증치료원리

원리편

초판 1쇄 인쇄 ㅣ 2024년 09월 15일
초판 1쇄 발행 ㅣ 2024년 09월 20일

지은이 ㅣ 최홍채
펴낸이 ㅣ 최화숙
편집인 ㅣ 유창언
사　진 ㅣ 김민구(수도사진관)
펴낸곳 ㅣ 아마존북스

등록번호 ㅣ 제1994-000059호
출판등록 ㅣ 1994. 06. 09

주소 ㅣ 서울시 마포구 성미산로2길 33, 202호
전화 ㅣ 02)335-7353~4
팩스 ㅣ 02)325-4305
이메일 ㅣ pub95@hanmail.net ㅣ pub95@naver.com

ⓒ 최홍채 2024
ISBN 978-89-5775-325-5 03510
값 21,000원

최박사의

안면관찰
통증
치료원리

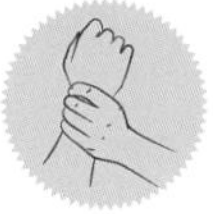

원리편

최홍채 지음

아마존북스

머리말

나는 왜 이 책을 쓰게 되었나

나는 아득한 과거를 거슬러 올라가 옛일을 다시 끄집어내 오는 것을 별로 내키지 않아 한다. 왜냐하면 나는 과거보다 미래를 생각하는 것이 더 행복하기 때문이다.

하지만 '안면관찰 통증치료원리' 머리말을 적으려고 하니, 어쩔 수 없이 옛 시절로 올라갈 수밖에 없어, 약간은 쑥스럽다.

어릴 적, 정확히 여섯 살 적에 할아버지가 당신 책보자기에서 글자가 가득 쓰여진 알록달록한 그림책을 내놓고 열심히 보고 계시길래, 나도 옆에서 덩달아 아주 흥미롭게 열심히 그림책을 보면서 시간을 많이 보내었다.

훗날 알고 보니, 그 책은 '당사주(唐四柱)' 책이었다. 나중에서야 안 사실은, 할아버지께서는 풍수학과 당사주학을 많이 공부하신 분이었다.

초등학교에 입학하면서부터 나는 공무원이었던 아버지의 손을 잡고 시내에 나가는 것이 아주 즐거웠다. 그런데 아버지는 초등학교 1학년, 7살인 나에게 길거리에서 지나가는 아저씨, 아줌마를 볼 때마다, "저 아저씨는 뒤통수가 튀어 나왔으니, 저런 사람은 이러이러한 특징이 있겠다. 저분은 눈썹이 ○○○한 모양이니 앞으로 ○○○한 건강 상태가 되겠구나."라고 일일이 사람의 얼굴과 모습을 보고서 나에게 그분들의 건강상태와 성격 등을 알려 주시면서 길을 걸어갔었다.

그런데 어린 시절 할아버지나 아버지가 일러주셨던 말씀 하나하나가 아주 흥미롭게 어린 내 머릿속에 쏙쏙 들어왔다는 기억이 아직도 생생하다.

훗날 장성해서 대학에 입학한 후 내 앞에 서 있는 사람들에게, 초등학교 입학 전부터 집안 어르신에게서 가르침 받았던 안면관찰 지식정보가, 정확히도 딱딱 들어맞는다는 사실을

깨닫는 데는 그다지 시간이 오래 걸리지 않았다. 사람 얼굴 보고 건강 상태를 알아맞히는 장기(長技) 하나로, 학교 앞 단골 막걸리 집에서는 인기가 대단했었다.

지금 생각해 보면 6살 때부터 얼굴 보고 사람 건강을 꿰뚫어 보는 안면관찰 기술을 조기 영재교육받듯이 개인지도로 철저히 훈련을 받고 있었던 덕택이었으리라. 지금도 그 시절에 대해서는 무한한 자부심을 가지고 있다.

나의 조기영재 훈련 기록을, 지인 후배 제자들에게 기록으로 전하는 것도 의미 있다고 생각을 하여, 중국 국립의과대학교 [남양 장중경 국의국약학원] 교수로서 책임감을 지키기 위해서도, 신중하게 우선 원리(原理)편으로 '안면관찰 통증치료원리'를 제1권으로 펼쳐내고, 조만간 치료(治療)편으로, 제2권 '신통약발 통증치료원리'를 펼쳐내기 위해 노력 중이다.

나는 공부를 많이 하는데 비하여, 아는 것이 많이 부족하다. 그러나 용기 있는 자가 이 세상에 많은 공헌을 했음을 잘 알고 있기에 과감하게 이 책을 세상에 내놓는다. 이 책의 내용

중, 상당 부분은 집안에서 남겨져 있는 아버지의 집필 초고
에서 많이 가져왔고, 국내외 좋은 양서에 나온 내용도 참조
하여 통증치료원리를 꾸몄다.

전통한의학 박사 최홍채 드림

차 례

제1부 안면관찰

제1장 안면관찰이란 무엇인가?

제2부 통증치료원리

1. 손가락 ↔ 발가락 통증 치료

손가락 ↔ 발가락 : 손가락이 아프면 발가락을 대응치료점으로 삼는다.

2. 손목 ↔ 발목 통증 치료

손목↔발목 : 손목이 아프면 발목을 대응치료점으로 삼는다.

3. 팔뚝↔종아리 통증 치료

팔뚝↔종아리 : 팔뚝이 아프면 종아리를 대응치료점으로 삼는다.

4. 팔꿈치 관절↔무릎 관절 통증 치료

팔꿈치 관절↔무릎 관절 : 팔꿈치가 아프면 무릎 관절을 대응치료점으로 삼는다.

5. 팔뚝[윗팔뚝]↔대퇴[허벅지] 통증 치료

팔뚝[윗팔뚝]↔대퇴[허벅지] : 팔뚝이 아프면 허벅지를 대응치료점으로 삼는다.

6. 어깨 관절[견관절] ↔ 엉덩이[고관절] 통증 치료

어깨 관절[견관절] ↔ 엉덩이[고관절]: 어깨 관절이 아프면 엉덩이를 대응치료점으로 삼는다.

7. 허리[요부(腰部)]↔견갑골 통증 치료

허리[요부(腰部)]↔견갑골 : 허리가 아프면 견갑골을 대응치료점으로 삼는다.

제3부 자가치유원리

제1장 안면관찰 히든카드 : 입술 · 인중 · 코

제2장 자가치유의 중요성

제3장 오장의 자가치료 검사-맛(味)을 통한 관찰법

제4장 오장의 자가치료 검사-음식처방

후기 : 인체 소우주와 안면 소인형법(小人形法)

안면관찰 통증치료원리,
본 책의 구성 특징

본 책은 '제1부 안면관찰' '제2부 통증치료원리', '제3부 자가
치유원리'로 구성되어 있다. 안면관찰 이론을 맨 처음 내세
운 것은, 통증으로 고생하는 분을 접했을 때, 얼굴 관찰만으
로 통증환자의 통증 원인(原因)과 근인(近因)을 파악한다면,
치료에 큰 도움이 되기 때문이다.

대개 양방의학은 병을 일으킨 직접적인 근인(近因)을 가지
고 치료에 임하는데 비해, 동양에서 전해져 내려온 자연의학
[동양의학]은 근인(近因)은 물론이고, 원인(原因)을 먼저 파악
하고 치료에 임하기 때문에 종합치료가 가능하고, 훨씬 더
효율적이다.

때문에 나는 번화가 사거리에 나가면, 가끔은 나도 모르게
50미터 전방 속에서 걸어오는 행인 중 어느 특정한 사람에
초점이 맞춰지면, 그분이 입고 있는 옷 색깔을 보고서 그분
의 오장육부의 상태와 정신, 성격 등을 파악한다.

이어서 그분이 점차 가까이 걸어옴에 따라 그분의 액세서리 (스카프, 모자, 안경, 가방, 허리장식벨트, 신발 등)을 보고 서 좀 더 구체적으로 그분의 건강상태를 파악하다가, 이어서 그분이 걸어오시는 걸음걸이, 목 어깨 팔 다리의 동작을 보고서 사지(四肢)의 건강과 오장육부(五臟六腑) 간의 건강을 파악하게 된다.

그런데 치료하는 입장에서 본다면, 의학자와 환자가 1:1을 하게 되는 순간이 아주 중요하다. 아무리 소문이 자자한 NMD닥터, 한의사 혹은 침구사라 할지라도 환자를 대면하는 첫 순간 5분이 정말 중요하다. 이 첫 순간 동안 불문(不問) 진단(診斷) 신통술을 작용시켜 환자가 내원한 이유와 절실한 몸 치유 부위를 명확히 콕 끄집어내야 한다. 마치 점쟁이처럼… 이해하기 쉽게 환자의 상태를 설명하지 못한다면, 앞으로 좋은 치료 결과를 얻어내기란 아주 혹독한 고행길이 될 수가 있다.

그만큼 환자 치료에 있어 가장 중요한 것은 안면관찰 정확도이다. 때문에 본 책에서는 안면관찰에 대해 가능한 상세하게 기술하려고 애썼다.

요즘은 아픈 분들의 '의료쇼핑'이 보편화되어 있어, 분위기를 잡고 양 손목 진맥을 하는 경우, 통증 환자는 속으로 '틀

림없이 한약을 권할 거다'라고 예측을 하는 똑똑쇠 세상이
되었다.

안면관찰을 통해서 밝혀낸 건강 이상 정보는 오장육부와 손
발 사지의 이상(異狀)상태를 알려주기 때문에, 이를 통해 환
자의 건강이상을 두 팔과 두 손, 그리고 두 다리, 두 발의 이
상통증을 예측하고 치료하는 건강공식을 환자에게 설명하는
것이 아주 중요하다. 때문에 제2부에서는 사지(四肢)의 이상
상태를 정확히 진단하고 치료하는 방법을 설명해 놓았다.

전통 한의학의 가장 중요한 화두 중 하나는 '인체(人體)는 소
우주(小宇宙)'라는 개념이다. 국내에서 통증치료에 전념하고
있는 의학자는 여러 분이 있다. 하지만 아쉽게도 자신이 사
용하는 치료법은 자신이 창안한 것이라 주장하면서, '저작
권'을 종종 언급하는 경우가 많다. 그러한 불필요한 논쟁과
구설수에 오르기 싫어하기 때문에, 나는 의도적으로 TCM
자연의학 거대한 지식창고 안에 있는 닥터 방(Dr. FANG) 이
론을 많이 차용했음을 밝힌다.

하지만 엉뚱하게 저작권을 주장하는 학자가 있다면 한마디
정중하게 건네고 싶다. '인체(人體)는 소우주(小宇宙)'라는 자
연의학 명제 테두리 안에 있는 한, 원저작권은 TCM 자연의
학에 저작권이 있기 때문에, 중국정부에 저작권료를 지불해

야 하는 것이 마땅할 것이라 본다.

하지만 우리나라 현실은 그렇지 않다. 골목길을 정리 정돈했다는 이유로 자릿세를 거둬들이는 사람을, 우리는 '거리의 무법자(無法者)'라고 본다는 점을 그들에게 알려주고 싶다.

최박사의 안면관찰 통증치료원리, 본 책의 이용법

요즘은 남녀노소 가릴 것 없이 얼굴관리에 상당한 시간과 금전을 투자하는 것이 일반적이다. 때문에 안면관찰 정확도를 높이기 위해서는 가장 먼저 사람의 안색(顔色)을 보고, 두 눈썹 기울기, 어깨 기울기, 그리고 두 눈과 입술 기울기를 상술한 내용을 미리 익혀 두어야 한다.

아무리 얼굴관리에 신경을 쓴다 해도 두 귀, 목(흉쇄 유돌근), 두 손, 앞머리 발제선, 뒷목(목덜미), 머리카락까지는 신경을 쓰지 않기 때문에 안면관찰 정확도를 높이기 위해서는 이 부분에 대한 내용 설명도 익혀야 한다.

다음은 안면관찰 결과 밝혀지는 내용을 오행상생 상극관계를 따져 장부치료 우선 순위와 예방할 장부 순위를 정해야 유사침을 쓸 것인지, 간접뜸(왕쑥뜸, 미니뜸, 레이저 침구, 화산재한 약뜸, 팔사뜸, 인도침구)을 쓸 것인지, 약을 사용할 것인지, 음식 처방으로 치료를 해야 할 것인지가 정해지므로 이 부분 내용도 상세히 공부해야 한다.

그리고 대부분 통증 환자는 두 팔과 두 다리에 통증이 있어 힘들어한다. 그런데 이 모든 치료 포인트는 손가락과 발가락 그리고 팔다리에 있다.

때문에 초보자를 위하여 제2부에서는 통증치료원리를 노트 요약식으로 정리해 놓았다. 함께 공부하는 가까운 지인과 함께 서로 역할 바꾸기(환자↔의사)를 해 가면서 충분히 연습하는 것이 중요하다.

만약 연습하다가 안 될 경우, 「안면관찰 통증치료원리」 각 지역센터에 문의하면 친절하게 알려 드릴 것이다.

한국에서 침술클리닉 개원을
꿈꾸고 있는 분에게

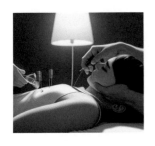 예전과는 달리, 지금은 외국 한의대(예를 들어 장중경 한의대 국내거주 셔틀통학과정; nyistorg. modoo.at)를 졸업하고 한국에서 침구사 자격증을 취득하면, 의료기관 개설 신고필증을 받아 세무서에 제출하면 바로 보건업으로 사업자등록증이 발급되는 참 좋은 세상이 되었다.

하지만 아무런 장애 없이 한국에서 침술클리닉을 개설할 수 있게 되었다 해도, 기존 한의원보다 훨씬 정확도가 높은 몸 건강 상태를, 바로 앞에 앉아 있는 환자에게 알기 쉽게 병의 원인(原因)과 전이(轉移) 현상을 간결하게 설명할 줄 알아야 비로소 명의(名醫)라는 경이로운 칭송을 받을 수 있다.

하지만 아무리 입소문이 자자하다 해도, 첫 대면에서 방문환자의 몸 건강 취약상태를 5분~10분 내에 판별해내지 못한다면 본격적인 치료에 들어간다 해도, 확실한 치료효과를 얻기에는 힘든 여정만이 남을 수밖에 없다.

그래서 빠른 진단 판별력이 이어져야만, 침술클리닉의 기반
이 탄탄대로에 접어들게 된다. 이렇게 되기 위해서는 수많은
진단법이 있지만, 바로 그 자리에서 5분 내로 정확한 안면관
찰(顔面觀察) 능력이 절대적으로 필요하게 된다.

본 책은 그동안 저자가, 2만여 명의 환자 얼굴을 보고 건강
상태를 파악하고 건강회복 과정을 설계해둔 의료기록을 근
거로 중국, 일본, 대만 등의 나라에서 인기를 모으고 있는
'얼굴 속에 몸 건강 정보가 들어 있다'는 여러 관련 서적을
참고해서, 쓰여진 내용이다.

때문에 환자를 상대하는 한의사, 양방의사, 자연의학 닥터
(NMD), 국제공인 침구사 여러분에게 큰 도움이 되리라 믿는
다.

퇴직 후 '노후빈곤'를 걱정하는
퇴직 준비 직장인에게

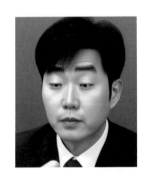

대학을 졸업하고 취업 합격통지서를 받고 기뻐했던 때가 엊그제인 것 같은데…
직장 입사 2년 선배가 얼마 전에 조기 퇴직을 했다는 소식을 듣고, 새삼 자신의 나이가 벌써 50대 진입을 목전에 두고 있는 현실에 소름이 10킬로, 걱정이 10킬로! 총 20킬로 무게가 양어깨를 누르고 있음을 느꼈다는 직장인이 많다. 이제부터는 진지하게 퇴직 이후 무엇을 하면서 살 것인지 숙고(熟考)해 볼 시간이다.

대부분 퇴직을 앞둔 직장인들은 급한 마음에서 손쉽게 창업 전선에 뛰어들 수 있는 커피점, 치킨점, 김밥집 운영에 뛰어들지만, 거의 대부분 실패로 끝나는 경우가 많다. 퇴직 후 노후빈곤을 걱정해서 시작했던 창업이 노후빈곤을 가속화하는 촉매제가 된 셈이니, 이 얼마나 낭패인가?

학창시절에 배웠던 '우회생산의 법칙'이 퇴직 후 직업선택에
도 적용되는 진리이기도 한다. 쉽게 창업할 수 있는 분야는,
실패하는 속도도 빠르다.

퇴직 이후를 대비하고자 하는 분들은 과감하게 '외국한의대
한국 거주 셔틀통학유학'(www.nyistorg.modoo.at)에 관심을 가
져보는 것이 좋다. 퇴직 이전에 한의학 공부를 마치고, 이미
개원해 탄탄대로 성공의 길에서 상당한 기반을 다진 선배들
과의 교류 소통을 통해, 침술클리닉 개원을 준비해야 한다.

퇴직 후에는 바로 침술클리닉을 개원하여 아픈 분들에게, 통
증이 사라지는 YUSA침시술로 큰 성공을 거두는 것을, 퇴직
후 최대 목표로 삼아야 한다. 이 길이 가장 안전하고 인생
후반전에 실패를 겪지 않은 탄탄대로가 된다. 이 책, 「안면
관찰 통증치료원리」는, 앞으로 침술클리닉을 개원하고자 하
는 직장인에게 크게 도움이 될 것이라 생각한다.

피부미용업이 완벽 성장하길 계획하는 분에게

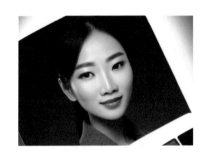 외국에서는 피부미용사 자격증 소지자는 거의 피부과전문의보다 약간 낮은 피부전문가로 대우를 받고 있지만, 우리나라 피부미용사는 여러 장애물이 많아 어려움이 많다.

그중 가장 큰 애로점은 고객의 피부 상태와 고객의 욕구에 따라 적합한 서비스를 제공하고 있고, 경제적 기반도 튼튼히 쌓고는 있지만, 고객으로부터 전문가 대접을 받지 못하고 있는 현실이다.

피부 상태와 욕구가 다양하기 때문에, 모든 고객에게 적합한 서비스를 제공하기 어려울 수 있다. 때문에 고객의 얼굴을 한 눈에 척 보고 고객의 건강상태를 정확히 찝어 내고 그에 대한 대처법을 알려주고 일대일 개인 코칭까지 할 수 있어야 한다.

이런 수준에 이르면, 참된 라이프닥터로서 고객들로부터 건강지킴이로서 무한한 존경을 받을 수 있다. 이러한 피부미용사의 목표달성은 피부미용사 교육 시절부터 자격증 취득까지 항상 기억해야 하는 피부미용사의 권리이자 의무이기도 하다.

하지만 이러한 소중한 권리를 행사하지 못하고 엉뚱하게 의료법 위반 소지가 있는 여러 행위[마늘주사, 태반주사, 고주파 치료, 왁싱, 피부필링 등]를 배우러 다니다가 돈 버리고 시간 버리는 결과로 인해, 사회적 입지 확보에 항상 불안함을 가지고 있는 것이 현실이다.

본 도서는 바로 이러한 피부미용자격증 소지하신 분들을 위한 보석 같은 내용으로 채워 놨다. 많은 도움이 되기를 기대한다.

또한 경쟁이 치열한 시장에서 고객 유치와 이탈을 막기 위해서 적극적인 마케팅과 서비스 개선이 필요하다. 이러한 비즈니스 전략 성공도 '안면관찰 통증치료원리' 내용을 충분히 숙지한 상태라면 이미 경쟁 업체(다른 피부미용샵, 일부 양방의원, 일부 한의원 등등)와의 차별화에 성공을 이룰 수 있기 때문에 피부미용인으로서 자부심을 가져도 좋을 만큼 입지가 탄탄해진다.

가족력이 있어 질환 예방을
목표로 하는 분에게

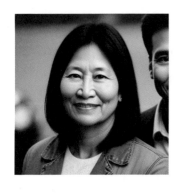

홍채 검사를 해보면, 부모자식 간의 홍채 구성 지도는 거의 흡사하다. 얼굴이 닮았다고 똑같지 않을 수도 있다는 생각은 자식 세대는 흔히 할 수 있지만, 홍채 지도가 거의 흡사하다는 사실을 알고 나서 크게 놀라는 경우가 많다.

이처럼 가족력(심장질환, 유방질환, 고혈압, 췌장암, 중풍, 치매…)은 참으로 무서운 유전자 정보의 섬뜩함을 배가시켜 주는 자료라 할 수 있다.

때문에 부모님을 요양병원, 요양원, 주간보호센터에 간병 보호 의뢰를 하고 있는 가족들은 각별히 신경을 써서 가족력 예방을 위해 많은 노력을 쏟아야 한다.

가족력으로 인해 뇌졸중, 치매, 고혈압 등의 질병에 걸릴 가능성이 높아질 수 있기 때문에, 이러한 질병을 예방하기 위해서는 일상생활에서 신경 써야 할 점이 몇 가지 있다.

(1) 체질에 따른 건강한 식습관 유지하기

식이 섭취량과 섭취하는 적합한 음식의 질을 유의하며, 과도한 음주와 흡연을 피해야 한다.

(2) 전문가와 상의 후, 꾸준한 운동

두 시간 단위로 인체의 주요 기관의 역할이 변경되는 점에 맞춰서 생활 습관, 식습관을 유지한다.

(3) 스트레스 관리

일상생활에서 누구나 받는 스트레스[부적합한 기후, 인적관계]는 고혈압, 뇌졸중 등의 질병을 야기할 수 있으므로, 이러한 스트레스를 잘 관리해야 한다.

『안면관찰 통증치료원리』본 교재에 따라 자신의 건강을 관리하면, 무난하게 가족력을 피할 수 있다. 요즘 들어서는 자연의학[Natural Medicine ; 한의학은 자연의학에 포함되는 한 지류(支流)임]에 대한 인기가 상승하고 있다.

자연의학에서는 좋은 수면습관을 유지하는 것이 중요하다고 한다. 잠을 충분히 자는 것은 뇌의 기능을 회복하고, 체력

을 유지하는데 도움을 준다. 또한 식생활에서는 건강한 재료
를 사용하고, 식사를 느긋하게 즐기는 것이 좋다. 마지막으
로 자연의학에서는 몸의 에너지 순환이 원활하게 이루어지
도록, 정기적인 YUSA침술요법, 신통약발, 레이저 침구술과
같은 자연요법을 사용하는 법을 숙달하는 것도 중요하다.
그래야만 음과 양이 균형을 이뤄 건강한 상태를 유지할 수
있기 때문이다.

『안면관찰 통증치료원리』 본 교재 내용에는 통증치료원리,
YUSA침술요법, 신통약발과 같은 자연요법 사용법이 잘 설
명이 되어 있으므로 꾸준히 반복 통독하면 본인 건강은 물론
이고, 가족력 예방도 충분하다.

해외 의료선교를
계획하고 있는 분들에게

의료선교가 성공하기 위해서는 다음과 같은
조건들이 필요하다.

의료선교사는 의학 및 간호 등 의료 관련 분
야에서 학위나 자격증을 취득해야 하는데,
전 세계 대부분의 국가에서는 중국 국립의과

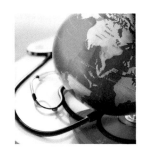

대학교인 전통 한의과 대학의 졸업장과 학위증서가 있으면
크게 의료선교사로서 활동하는데 지장은 없다.

의료선교사가 외국 현지에서 환자 진료를 할 때는 참으로 다
양한 질환의 환자들을 진료해야 하는데, 이러한 진료상황에
딱 맞는 의학 분야는 서양의학보다는 동양의학이 훨씬 더 다
양한 질환을 진단 치료하는데 적합하다.

그런데 한발 더 나아간다면, 의료 선교지에서는 어떨 때는
간단한 침이나 한약재료마저 구할 수가 없는 환경에서 의료
선교를 해야 하는 경우가 있는데, 이런 상황에서는 동양의학

보다는 자연의학 닥터(NMD)가 더 의료선교에 있어 발군의 역량을 발휘하는 경우가 많다.

또한 의료선교는 일시적인 것이 아니라 장기적인 관점에서 지속적인 의료 서비스를 제공해야 하는데, 이런 상황에서는 상당 규모의 예산과 인력이 필요하다. 가장 단출하지만 고도의 치료효과를 거둘 수 있는 의학이 바로 자연의학이다.

본 책에서 주로 사용하는 것이 자연의학의 큰 줄기인 음양균형원리에 근거를 둔 유사침[레이저침구, 인도백침, 부자침, 해독침, 극소미세침]을 사용하는 경우를 많이 예시하고 있기 때문에 의료선교에 뜻을 두신 분들은 많은 도움이 될 것이다.

또한 황제내경에 근거를 두고 조합해낸 '신통약발' 자가치료법을 각 변증 별로, 파동치료를 하는 기혈순환운동요법을 보여 주고 있기 때문에 이 또한 의료선교에 많은 도움이 될 수 있을 것으로 생각된다.

의료선교사는 '안면관찰 통증치료원리' 본 책을 통하여, 지속적인 소통 교류를 통해 최신의 자가치료 코칭 방법을 익힐 수 있어, 현지인들과 의료지식을 공유할 수 있게 된다.

이를 통해, 의료선교를 수행하면서 지역사회의 건강과 복지를 향상시킬 수 있다.

해외진출/부모동반 자녀 조기유학을
계획하고 있는 분에게

조기유학을 꿈꾸는 학부모가 한국에서 대체의학, TCM한의학 공부를 한 후, 자녀들과 조기유학 동반자로 외국에서 생활하는 유리한 점은 다음과 같다.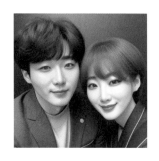

(1) 건강한 생활 습관 : 대체의학 및 TCM 한의학을 공부하면서 건강한 식습관과 생활 습관을 기를 수 있다. 이를 통해 자녀들에게 좋은 모범을 보여 줄 수 있다.

(2) 질병 예방 : 대체의학 및 TCM한의학은 질병 예방에 매우 효과적이다. 따라서 자녀들의 건강을 지키기 위해 이러한 방법을 활용할 수 있다.

(3) 문화 이해 : 조기유학을 통해 자녀들은 다른 나라와 문화를 이해하고, 다양한 문화 경험을 쌓을 수 있다. 또한 자연의학 및 TCM한의학을 공부하면서 다른 문화권의 의료 체

계도 이해할 수 있다.

(4) **교육 수준 향상** : 조기유학을 통해 자녀들은 다른 나라에서의 교육을 받을 수 있다. 이를 통해 다양한 경험과 지식을 쌓을 수 있으며, 교육 수준도 향상될 수 있다.

(5) **글로벌 커뮤니케이션 능력** : 조기유학을 통해 자녀들은 다양한 나라의 사람들과 교류하며, 글로벌 커뮤니케이션 능력을 향상시킬 수 있다. 이를 통해 자녀들은 미래 글로벌 시대에 맞게 능동적이고 창의적인 인재로 성장할 수 있다.

(6) **현지정착의 지름길** : 자녀들의 조기유학에 동반했다가 아예 현지 국가에 정착하기로 방향을 튼 학부모는 현지 침구사 자격을 따는 길이 가장 중요하고 시급한 과제이다. 이 목표가 성공에 이르는 가장 빠른 길도 바로 이 책 속에 있다.

조기유학이 성공에 이르게 되려면, 상당 기간이 필요하다는 사실을 수년 뒤에서야 알게 되면, 조기유학이 결실을 맺을 때까지는 한국에서 반짝이는 직장에 재직 중인 아빠는 기러기 아빠로 남게 된다. 사실 한국에서 아빠 혼자서, 덩치가 점차 커져 가는 유학비용과 현지 생활비에 부담을 느끼기 때문에 무척 외롭고 상실감에 빠져 살아갈 수밖에 없다. 기러기 아빠가 장중경 한의대 편입학을 상담해올 때 하는 말인

즉, "기러기 아빠가 겪는 삶보다 더 비참하고 고독한 것은 없다."고 한다

자녀들의 조기유학 계획을 세우는 순간부터, '안면관찰 통증 치료원리'를 품에 안고 최소 10회독은 하는 것이 좋다.

동시에 한국에서 직장생활을 그대로 유지하면서, 셔틀통학 과정으로 중국 국립의과대학교인 남양 장중경 한의대[tcm. nyist.edu.cn] 3학년에 편입학해서 한의학 공부를 기초부터 3년 동안 공부하고 미국, 캐나다, 호주, 유럽 현지 국가의 침구사자격증 취득시험에 응시하여 자격을 취득한 후 취업을 하는 것이 가장 안전하고 빠른, 부모가 동반하는 조기유학 성공에 이르는 길이다.

제 **1** 부

안면관찰

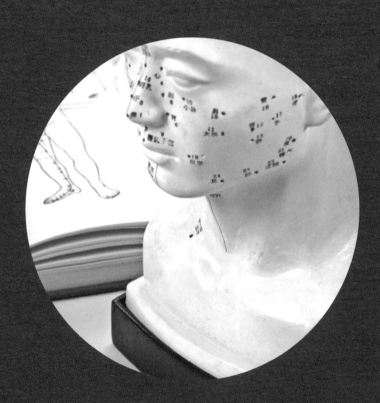

제1부 안면관찰 반사구를 공부하면서도, 항상 인체 통증의 해소 완화의 기본 축은 'X'자(字)라는 기본 구조를 염두에 둬야 한다.

손등 발등은 인체의 뒷모습과 상관되고, 손바닥 발바닥은 인체의 앞모습과 상관된다는 점을, 이제 막 '안면관찰 통증치료원리'에 첫걸음을 떼기 시작한 초보 학습자는 제2부에 진입하기 전까지 반복 기억을 해야 한다.

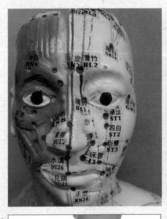
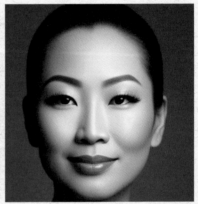
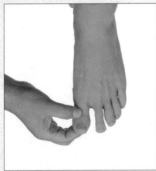
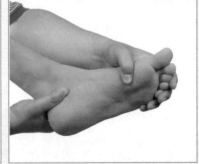

제 **1** 장

안면관찰이란
무엇인가?

안면관찰이란?

안면관찰은 얼굴의 반사구를 통해 장부질병과 건강상태를 알아내는 자연의학이다. 즉, 몸이 불편한 사람의 몸 상태를 보고 전체 얼굴 부위와 오관을 관찰하는 것이다. 그렇게 함으로써 인체전신과 일부분의 병리변화의 상태를 판단할 수 있다.

얼굴 부위의 형태, 색깔, 근육과 피부, 반점의 분포 등을 관찰해서 체내의 장부, 경락, 기혈 기능의 상태를 알아내게 된다. 간단히 말하면 '오관을 보고, 기색(气色)을 보고, 장부의 병을 판별해 내는 것이다.'

내재된 오장(五臟)은 각각 외부의 오관칠규(五官七竅)와 서로 연결되어 있고, 그것은 인체의 외부와 서로 연결되는 통로 역할을 한다. 오관은 코, 눈, 입, 혀와 귀를 지칭하며, 그것은 오장과 서로 연결되어 있는 피하 신경계의 말초 조직이다. 칠규(七竅)는 얼굴 부위의 7개의 구멍, 즉 양쪽 눈동자, 양쪽 귀, 양쪽 콧구멍과 입이다. 오장의 정기는 7개의 구멍으로 통한다. 얼굴 부위는 직설적으로 신체의 상태를 반영한다. 따라서 인체에 잠재되어 있는 병증이 있을 때, 얼굴 부위에 상응하는 변화가 나타난다.

안면관찰은 통증치료원리에 입문하기 직전 혹은 직후 통증치료원리를 연구하는 동안, 반드시 알아 둬야 할 기본 중의 기본이다.

인체 내 장부와 얼굴 부위 간의 연결을 파악하면, 내재된 오장육부의 병리변화 혹은 심리변화는, 결국 얼굴 부위와 연관이 있는 구역에서 나타나고 있음을 알 수 있다. 따라서 얼굴 부위의 안면관찰을 통하여 비정상 상태의 몸의 상태를 파악할 수 있다.

신체의 변화과정은 건강상태에서 비건강 상태로 바뀌는 것, 혹은 질병에서 천천히 회복되는 것과 관계없이, 변화는 대다수 차례로 점진적으로 진행되는데 이 또한 역시, 일정한 어떠한 징조들이 차례로 나타나게 된다.

안면관찰 과정 세 단계

안면관찰은 통증치료원리에서 중요한 구성 부분 중 하나로, 사람의 얼굴 부위의 형태, 얼굴색, 표정과 태도 등의 변화를 통해, 필요한 진단 정보를 수집하는 것이다.

첫 번째, 형태를 본다.	⇨ 기혈의 성쇠를 이해한다.
두 번째, 얼굴색을 본다.	⇨ 1) 얼굴색이 정상 ⇨ 건강 ⇨ 2) 얼굴색이 이상함 ⇨ 질병이 있음
세 번째, 표정 태도를 본다.	⇨ 1) 생기가 있다. ⇨ 건강/ 예후가 양호하다. ⇨ 2) 생기가 없다. ⇨ 예후가 좋지 않다. ⇨ 3) 얼굴색이 암담하다. ⇨ 염라대왕이 문밖에서 기다린다.

안면관찰 자가치료법의 이론적인 근거

《황제내경》은 안면관찰법 이론형성의 대표작이다. 일찍이 2000년 전에, 《황제내경》 중 《영추 · 오색편靈樞 · 五色篇》 중에는 이런 말이 있다. 이마 중앙과 얼굴 부위의 건강은 상대적으로 대응하며, 두 눈썹 사이의 윗부분과 목의 건강은 서로 대응하며, 두 눈썹의 사이와 폐의 건강은 서로 대응하며, 두 눈 사이와 심장의 건강은 서로 대응하며, 콧마루와 간의 건강은 서로 대응하며, 코끝과 비의 건강은 서로 대응한다. 또한 인체 내 장부의 건강과 얼굴 부위의 서로 다른 구역은 서로 정확히 대응한다. 청나라 시대 《석실비록石室秘录》에서도 《황제내경》에서 오장육부가 얼굴 부위에서 반영된다는 이론을 더욱 확인시켜 줬다.

만약에 인체에 질병이 있으면, 얼굴 부위의 서로 다른 부위에 반영이 된다고 했으며, 그것을 몇 개의 서로 다른 단계로 나누었다. 질병이 서로 다른 단계 혹은 부위에 위치해 있기 때문에, 서로 다른 얼굴 부위에서도 인체 내부 장부의 특징을 가지고 있다. 이러한 특징을 통해서 우리는 얼굴 부위의 서로 다른 부위의 변화를 관찰하는 것을 통해, 장부 내의 질병을 진단하고 질병의 경중을 판단할 수 있다.

안면관찰 치료법은 고대 사람들이 스스로 병을 진단한 경험의 축적된 산물이다. 안면관찰을 바탕으로 통증치료원리에 근거하여, 점을 찍거나 밀당지압 자극을 하는 것은, 그 자체로 선명하기 때문에 치유효과가 즉각적으로 나타나는 특징이 있다. 자가치료 안면관찰법은 비약물 치료법에 속하며, 약물 치료법과는 비교할 수 없을 정도로 많은 장점을 가지고 있다.

밀당지압 자극법의 기원은 다른 치료법, 특히 약물 치료법보다 이르다. 고대시대에 사람들은 옷으로 신체를 가리지 않았으며 동굴에 살며, 병이 생기거나 자연계 외부의 침입을 받았을 때, 신체에 통증이 나타났을 때, 불편함 등의 증상이 나타났을 때, 당시 사람들은 본능적으로 밀당지압 자극, 즉 '비비고 주무르는 행위'를 통해 인체 통증을 완화시켰다.

얼굴 부위에 상해를 받았을 때, 사람들은 얼굴 부위를 누르고 주무르면 통증을 경감할 수 있는 것을 발견했고, 신체에 있는 기타 불편함 역시 완화시킬 수 있다는 것을 발견했다. 얼굴 부위를 밀당지압으로 자극하는 것은 일종의 무의식적인 행위지만, 지식수준의 향상과 끊임없는 경험의 누적으로, 과학적 치유 행위로 변하게 되었다. 점진적으로 질병을 치료하는 하나의 독창적인 '안면관찰 통증치료원리' 자가치유법으로 자리를 잡게 되었다. 따라서 「안면관찰 통증치료원리」는 옛사람들이 스스로 병을 진단한 경험의 완결판이라고 말할 수 있다.

안면관찰 자가치료법을 이해하려면, 우리는 먼저, '반응─반사─반사구' 이 3개의 기본적인 개념을 이해해야 한다.

1) 반응이란 무엇인가

사람들은 추울 때, 자기도 모르게 몸을 떤다. 이것은 인체가 추울 때 본능적으로 근육을 움츠리는 반응이다. 열에너지를 증가시켜 열이 흩어지는 것을 줄여, 추위의 환경에 적응하는 것이다. 날씨가 더울 때에는 땀이 나는데, 이것은 인체의 본능적인 반응으로 모공이 열려 땀의 배출이 증가되어, 온도를 낮추게 한다. 위의 두 개의 예가 모두 인체의 반응과정이다. 우리의 신체의 표면과 내부는 모두 풍부하고 민감한 감각신경을 가지고 있고, 감각신경 계통을 통해 인체는 내부와 외부 환경의 변화를 감지하여 이러한 변화에 반응을 하는 것이다.

2) 반사란 무엇인가

반사라는 단어는 가장 일찍이 물리학 현상 개념에서 나왔다. 의학에서는 '반사'를 빌려 이용해 자극과 유기체의 반응 간의 필연적인 인과관계를 묘사한다. 중추신경계의 참여하에, 유기체는 내부와 외부의 환경의 자극에 규율적으로 응답하며, 자극을 받는 것부터 반응을 하는 것까지 일련의 과정을 겪는데, 이 과정을 '반사 순환대'라고 부른다.

반사 순환대는 5개의 부분으로 조성되어 있다. 감수기(感受器), 전달신경, 신경중추, 운동신경, 반사작용이 일어나는 근육이나 선 따위의 생리기관(效应器)이다.

예를 들어 말하자면, 우리가 바늘에 찔리면 감수기가 먼저 '찔림'이라는 자극을 받아들여 흥분을 생산한 후에, 신경 충동의 방식으로 전달신경을 통해 신경중추로 전달되고, 신경중추가 자극신호를 분석, 판단을 겪고 마지막으로 흥분신호로 종결을 하는 것이다. 흥분신호는 다시 운동신경으로 전달되며 그리고 이때, 우리는 그제서야, "아, 내가 찔렸구나"라고 알게 되는 전체적인 과정이 바로 반사다.

3) 반사구란 무엇인가

반사가 있으면, 반사구도 있다. 그것은 반사의 개념과 대응되는데, 자극을 받아들이는 구역이며, 자극이 최종적으로 반응을 일으키게 하는 구역이다.

반사구는 감수기와 효응기 두 부분으로 구성되어 있다. 이러한 구역들이 인체의 각종 말초신경을 결집하며, 이러한 말초신경은 인체의 각 조직, 기관과 서로 대응한다. 신경 통로를 통해, 이러한 외부 반사구와 내재의 장부가 하나로 연결된다.

내장의 질병 혹은 사지의 질병과 관계없이, 인간이 질병에 걸리면 서로 관련이 있는 상관(相關) 반사구에 모두 반영된다. 어떤 것들은 외관적으로 변화가 나타나는데, 그건 피부의 색깔이 변하는 것이다. 예를 들면 간장병(肝臟病), 신장(腎

臟)에 질병이 걸린 사람의 얼굴색은 어두우며, 심장병을 앓고 있는 사람의 손톱은 청자(青紫)색을 띤다. 이럴 경우 몸에 이상한 감각을 느끼기도 한다. 신체 일부분이 쑤시고 땅기며 마비가 오고, 통증을 느끼는 것 등등이다. 예를 들어 만성 천식을 앓고 있는 환자의 머리 부분과 손 부위의 폐반사구에 통증이 비교적 선명하다. 안면관찰 통증치료원리는 이와 같이 이상이 생긴 구역에 자극을 전달하는 행위 원리이다. 이는 질병으로부터 나타나는 통증을 경감하고, 심지어 질병의 통증을 없애는데 목적이 있다.

얼굴 부위와 인체 장부의 대응

인체의 얼굴 부위와 전신은 모두 일정한 대응관계가 있다. 우리는 이러한 종류의 대응관계를 이용해 신체의 각 부위의 변화를 판단할 수 있다. 다음의 그림은 얼굴 부위 측면과 인체의 대응관계이다.

▶ 얼굴 측면 반사구

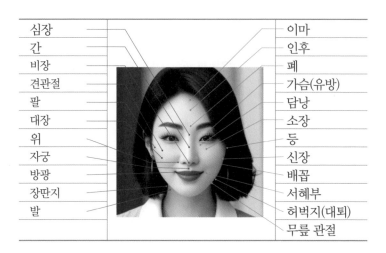

가슴(유방)	앞이마
담낭	인후
소장	폐
등	심장
어깨관절	간
팔	비장
신장	자궁
배꼽	방광
대퇴(허벅지)	위
무릎(종지뼈)	서혜부
소퇴(장딴지)	대장
발	

▶ 얼굴 정면 반사구

심장	이마
간	인후
비장	폐
견관절	가슴(유방)
팔	담낭
대장	소장
위	등
자궁	신장
방광	배꼽
장딴지	서혜부
발	허벅지(대퇴)
	무릎 관절

안면관찰할 때의 거리

안면관찰은 시간과 광선의 조건이 매우 엄격할 뿐만 아니라, 거리 역시 매우 엄격한 조건이 요구된다. 안면관찰은 일반적으로 2단계로 나누어 진행된다. 먼저 먼 거리에서 전체적 관찰을 하고, 다시 가까운 거리에서 상세하게 각 부위를 관찰해야 한다.

⑴ 먼 거리에서 전체를 보는 것

안면관찰을 할 때, 먼저 인간의 전체적인 얼굴색을 파악해야 한다. 일반적으로 6~7미터 밖에서 관찰한다. 원거리에서 하는 안면관찰의 주된 목적은, 환자의 얼굴의 전체적인 얼굴빛과 오관의 형태변화다.

⑵ 근거리에서 부분을 보는 것

사람의 전체적인 얼굴색을 파악하고 난 후에, 환자와의 거리를 좁혀 상세하게 환자 얼굴 각 부위의 얼굴빛과 형태변화를 관찰해야 한다. 근거리 역시 일반적인 안면관찰의 거리로, 일반적으로 몇십 센티이다. 얼굴에 분포되어 있는 장부에 근거해, 일정한 순서를 따라 차례로 진행하면 된다.

먼저 가운데(중심), 그다음에 주변의 순서로 얼굴빛을 관찰한다.

---

① 먼저 눈자위의 수직선을 관찰한다. 즉 두 눈썹의 사이에서 윗입술의 부위까지다. 이 부위는 폐, 심장, 간, 담경, 비, 위, 방광, 자궁 등의 분포구(分布区)다.

② 그다음에 오른쪽의 뺨에서 콧마루(鼻梁)를 가로질러 왼쪽의 뺨까지, 바로 신장, 대장, 소장의 분포구다.

③ 그다음에 아래턱에서 시계방향을 따라 순차적으로 왼쪽 턱 ⇨ 이마(뇌, 척수의 분포구) ⇨ 오른쪽 턱 등의 부위(이목구비를 포함)를 관찰한다.

안면관찰을 할 때, 일정한 순서를 따라 분포구를 관찰하는 습관을 길러야 한다. 신속해야 하며 또 빠뜨림 없도록 주의해야 한다. 멀리서 볼 때 이상한 부위를 발견했다면, 근거리에서 볼 때 반드시 자세히 관찰해 비교분석을 해야 한다.

안면관찰은 인간의 얼굴색의 변화를 관찰해 신체 상태를 반영하는 것이다.이것은 참고할 기준이 필요하다. 왜냐하면 사람마다 생활환경과 천성이 다르고, 얼굴색 역시 다르기 때문에 안면관찰을 할 때 참고할 기준은 다른 사람이 아니라 자신이며 자신의 서로 다른 시기, 서로 다른 상황 하에 얼굴색과 비교해야 한다. 이러한 변화는 자신을 제외하고는, 다른 사람이 파악하기 어렵다. 이렇기 위해서는 자신이 자주 얼굴을 보고 자신의 얼굴색을 관찰해야 한다. 이 외에도 자신의 신체의 기타 부위와 대조하면서 진행해야 한다.

자신의 신체 부위와 대조

(1) 얼굴색과 손등의 피부색의 대조

이 두 개 부위는 모두 밖으로 노출되기 때문에 위치해 있는 환경이 기본적으로 상통하다. 손등(手背) 색(色)을 기준으로 삼는다면, 쉽게 자신의 얼굴색에 변화가 생겼는지 안 생겼는지 이해할 수 있다. 하지만 자주 장갑을 착용하고, 손 부위에 빛을 적게 받는 사람은 이러한 대조방법을 사용할 수 없다.

(2) 얼굴색과 목의 피부색의 대조

인간의 얼굴과 목 사이의 거리는 근접하기 때문에 위치해 있는 환경이 서로 비슷해, 태양빛을 받는 것 역시 비슷하다. 얼굴색과 목의 색깔을 대조해, 얼굴색에 변화가 생겼는지 안 생겼는지 이해할 수 있다. 하지만 오차가 발생하는 것을 피하기 위해 얼굴색과 신체의 색이 서로 다른 사람은 이러한 종류의 대조방식을 사용할 수 없다.

(3) 얼굴 부위의 중심과 주변의 대조

눈 아래, 입술 위의 부위 역시 오장육부가 분포해 있는 내부
구역이다. 얼굴의 외곽 주변은 주로 신장, 겨드랑이, 손, 무릎
등의 분포구역으로 외부라고 부른다. 인체에 심각한 질병이
나타났을 때, 얼굴의 내부와 외부에 색깔이 차이가 나타난다.

(4) 안면관찰을 할 때는 다섯 가지 색깔을 같이 비교 대조해 야 한다.

안면관찰할 때는 주로 얼굴 부위의 청, 적, 황, 백, 흑 다섯
종류의 색깔 사이의 변화를 관찰한다. 서로 다른 색깔은 서
로 다른 뜻을 나타낸다. 서로 다른 색깔과 광택 역시 서로
다른 병의 주된 증세를 가지고 있다.

청색의 얼굴색 ⇨ 몸이 차갑다. 통증이 있다. 풍(風)기운과 간질
　　　　　　　　환이 있다.

적색의 얼굴색 ⇨ 몸에 열이 있다.

황색의 얼굴색 ⇨ 열이 있고, 몸에 습기가 있고, 허약한 상태이다.

백색의 얼굴색 ⇨ 몸이 차갑고 기혈이 부족하다.

흑색의 얼굴색 ⇨ 몸이 허약하고 차갑고, 어혈과 통증이 있다.

안면관찰을 할 때 주의사항

얼굴색 변화는 매우 미미하다. 정확하게 얼굴 부위의 각종 색깔을 분석해서 신체의 건강 변화를 파악하고 싶다면, 반드시 엄격한 관찰 조건을 설정해야 한다.

(1) 시간은 아침에 선택하는 것이 가장 좋다.

안면관찰을 하는 시간은 아침으로 선택한다. 왜냐하면 사람은 아침에 일어나는 시간엔 아직 정서변화와 운동 등의 요소의 영향을 겪지 않기 때문이다. 이때는 음기(陰氣)가 아직 운동하지 않고 양기가 아직 흩어지지 않고 기혈이 어지러워지지 않기 때문에 얼굴색이 제일 자연스럽다. 만약에 병이 있다면, 얼굴 부위부터 표시된다. 자신이 자신의 얼굴색의 변화를 가장 잘 파악하고, 안면관찰을 가장 잘 할 수 있는 주체는 바로 본인이다.

(2) 광선은 간접적으로 햇빛을 쬐야 한다.

안면관찰은 간접적으로 햇빛을 쬐는 조건하에 진행되어야 한다. 얼굴 부위가 직접적으로 태양에 노출되면 안 된다. 성질이 부드러운 광선 아래에서, 얼굴색이 가장 쉽게 진찰될 수 있다. 예를 들어 빛의 투과가 비교적 잘되는 밝은 방에서 안면관찰을 진행하는 것이 좋다.

태양광이 없어 조명등 아래에서 안면관찰을 한다면, 오진(誤診)이 나타나기 쉽다. 예를 들어 백열등은 얼굴을 하얗게 할 수 있고, 일광등은 얼굴색을 약간 황색으로 만들 수 있다.

(3) 안면관찰에 영향을 주는 환경요소를 제거한다.

얼굴 부위의 안색은 외부환경의 영향을 받아 변화가 발생할 수 있다. 예를 들어 무더운 날씨나 매우 추운 날씨는 얼굴색을 검게 변하게 하고, 실내에서 업무를 하면 얼굴색을 하얗게 만든다. 자주 태양을 내리쬐고 바람을 쐬며 비에 젖고 각종 화장품, 유지(油脂) 등의 요인은 허상을 만들어낼 수 있다. 이러한 변화는 근육과 피부의 색깔을 바꾸고, 정확하게 내장의 상태를 반영할 수 없다. 따라서 건강 상담을 받을 때는 환자가 화장품을 사용하지 않은 후에 안면관찰을 하는 것이 바람직하다.

(4) 안면관찰에 영향을 주는 심리요소를 제거해라.

이밖에도 안면관찰을 할 때는, 반드시 얼굴에 영향을 주는 정서(情緒)를 고려해야 한다. 사람들이 분노, 슬픔, 기쁨 등의 상황에 처해 있을 때는 얼굴색은 평상시와 다르다. 따라서 안면관찰을 진행하기 전에, 반드시 건강 상담을 받는 사람의 심신을 평정시키고, 최대한 이러한 안색의 변화를 피하도록 하는 것이 좋다.

[기억] 안면관찰할 때 핵심 사항

(1) 시간 ⇨ 아침에 막 일어났을 때가 가장 좋다.

(2) 광선 ⇨ 간접적인 일광(日光)

(3) 환경 ⇨ 바람을 쐬거나 태양이 내리쬐는 등의 환경요소
　　　　　　의 영향을 제거해야 한다.

(4) 사람 ⇨ 화장으로 가짜 모습이 만들어진 것을 제거한다.

(5) 정서 ⇨ 심신을 편하게 하고, 호흡이 일정해야 한다.

얼굴과 계절의 상응

인체의 장부는 얼굴 부위와 대응하고, 오장은 계절과 대응하기 때문에 얼굴색은 계절의 변화에 따라 변화한다.

① 봄 : 봄은 간에 대응하기에 얼굴색은 약간 푸른색을 띤다.
② 여름 : 여름은 심장에 대응한다. 얼굴색은 약간 붉은색을 띤다.
③ 긴 여름날 : 긴 여름날은 비장(脾臟)에 대응한다. 안색은 약간 노란색을 띤다.
④ 가을 : 가을은 폐에 대응하기에 얼굴색은 약간 흰색이다.
⑤ 겨울 : 겨울은 신장에 대응하며 얼굴색은 약간 검은색이다.

얼굴 부위는 인간의 건강을 반영한다

얼굴 부위는 인체 각 부위의 생리병리 정보를 반영한다. 얼굴 부위는 신체 전체의 축소판이다. 얼굴 부위의 각 부분은 각기 다른 장부로 나뉘어 속하게 된다. 이것이 바로 안면관찰의 기초가 된다.

안면관찰은 얼굴 부위의 반사구를 통해 장부의 질병과 건강 상태를 관찰하는 방법이다. 이 방법을 통해 전신의 병리변화 상태를 판단하게 된다. 얼굴 부위 형태, 색깔, 피부 등의 변화를 관찰해 인체 내의 여러 기능 상태를 파악하게 된다.

다섯 개의 장부는 외부와 소통 통로를 통하여 서로 연결되어 있다. 외부와 소통 통로는 「눈, 코, 입, 혀, 귀」를 가리킨다. 오장의 정기는 양쪽 눈, 양쪽 귀, 양쪽 콧구멍과 입을 통하여 연결된다. 때문에 얼굴 부위는 곧바로 인체 상태를 반영할 수 있다. 때문에 인체에 잠복되어 있는 병증이 있을 때, 얼굴 부위에 상응되는 일정한 변화가 나타난다.

신체의 변화 과정은 건강한 상태에서 병이 생기거나 혹은 병을 앓고 있던 상태에서 건강이 회복되는 과정이다. 그 전환은 대부분 순차적으로 점진적이며, 반드시 어떤 징후가 나타날 수 있다. 사람의 다섯 개의 장부와 외부 소통 통로를 자세히 관찰할 때, 그 속에서 미세한 변화를 발견할 수 있다. 이른 시일 내에 조치를 취할 수 있다면 질병의 발생을 막을 수 있을 것이다.

안면관찰의 근거

인체는 유기적인 전체로서 자연계와 밀접한 연관이 있을 뿐만 아니라 인체의 체표 조직, 기관과 체내 장부 사이에도 밀접한 연관이 있다. 비록 장부가 안에 있다 해도, 그 생리 및 병리 변화는 반드시 상응하는 체표 조직 기관에 반영되며, 그중 안면(얼굴)은 바로 가장 중요한 부위가 된다.

(1) 얼굴 부위는 수많은 기혈통로가 모이는 곳이다.

오장(五臟)을 중심으로 경락을 통로로 하고, 기혈을 매개체로 하며 안으로는 장부와 연결되어 있고, 바깥으로는 근육과 피부에 연결되어 있다. 인체 각 부분은 서로 연결되어 있어 영향을 주고받으며 상호 작용한다. 때문에 체내 장기의 변화는 있을 수 있으며, 신체 외부에서 표현될 수 있다. 신체 외부로부터의 변화[충격, 타격, 기후변화] 등도 내부 조직 기관 변화에 영향을 줄 수 있다.

일부분의 병변(病變)은 전신에 영향을 줄 수 있으며, 반대로 전신의 병변은 일부분에 영향을 줄 수 있다.

예를 들어 머리카락, 얼굴, 목, 코, 입, 귀 등의 부위에 반영될 수 있다. 따라서 인체 각 부위의 형태, 안색 변화 등을 바라보면 내재적인 각 장부의 기능 상태를 알 수 있다. 이것이 바로 안면관찰의 기본적인 이론 근거인데, 비교적 완벽한 이론 시스템은 일찍이 《황제내경》에서 이미 형성되었다.

(2) 얼굴 부위의 변화는 기타 부위보다 비교적 쉽게 파악할 수 있다.

광택의 변화가 쉽게 드러나기 때문에 안면관찰할 때는 파악하기가 가장 용이하다. 인체 외부 이상을 관찰하여 인체 내

부의 변화를 탐지할 수 있으며, 나아가 인체 내부의 장기에
서 발생할 수 있는 병변을 판단할 수 있다. 인체의 변화 과
정은 얼굴 부위의 피부가 얇고 부드러우며, 인체에서 가장
높은 곳에 위치해 있어 서서히 색조 변화가 나타나기 때문에
알아차리기가 쉽지 않다.

그러나 평소 이목구비를 유심히 관찰하기만 하면 미세한 변
화를 발견할 수 있고, 더 나아가 변화의 원인을 탐지하여 신
체를 더욱 잘 보양할 수 있다.

안면관찰의 중요한 점

정상인의 안색은 약간 노랗고 약간 불그스름하며 윤기가 난
다. 병에 걸렸을 때 색깔과 광택이 이상한 것은 질병의 변화
를 나타내는 것으로 병색이라고 한다.

임상적으로 안면관찰의 중요한 점은 바로 오색(五色)을 관찰
하고 색상(色相)을 관찰하는 것이다.

얼굴을 보고 질병을 진단하는 것은, 오로지 고대 의학에서만
질병을 진단하는 수단은 아니다. 현대 의학에 있어서도 중요
한 의의와 가치를 가지고 있다. 예를 들면 인체 정기의 성쇠
와 질병의 성질, 병변의 부위, 병의 원인을 측정하는 등 얼

굴을 보고 질병을 진찰하는 것은 가장 간결하고 신속하며 효과적인 진단방법이다.

병을 앓고 있는 부위도 판단할 수 있다. 얼굴 부위 상에 장부의 대체적인 분포는 다음과 같다.

다섯 개의 장기는 일반적으로 코에 분포하고 육부는 일반적으로 코 양쪽 얼굴 부위에 분포한다.

제**2**장

안면관찰 후
레이저 침구(鍼灸) 시술의 중요성

1. 레이저 침구와 코로나 바이러스

레이저 침구요법은 레이저가 혈자리를 조사(照射)해서 병을 예방하고 치료하며, 건강을 유지하게 하는 유사(類似)침구(浸灸) 치료방법이다. 1960년 미국 메이먼(Maiman)이 최초로 루비레이저를 개발한 이래, 점차적으로 침구치료를 대신해서 고혈압, 자궁주위염, 기관지염, 폐활량 증가, 급만성 질병을 치료하는 등 영역을 넓혀왔다.

중국은 1973년부터 레이저를 침구의 주된 신무기로 임상에 적용시켜 왔다. 현재까지 레이저 침구는 이미 임상에서 여러 과에 사용되고 있다. 예를 들어 내과, 외과, 신경내과, 산부인과, 소아과, 오관과 등의 200여 종의 질병 치료에서 뛰어난 효과를 거두고 있다.

특히 코로나 바이러스에 무력한 상태가 되어 버린 시대 이후로는, 공기 중에 떠돌아다닐 수 있는 바이러스가 인체 피부 표면에 금속침 구멍이 남아 있을 때 침투할 가능성이 있다는 공포감에 요즘은 금속침 대신에 레이저 침구(浸灸)라는 신기술 유사침을 선호하는 사람들이 많아졌음을 확연히 느낄 수가 있다.

1) 레이저 침구란?

레이저 침구는 저출력 레이저 광을 직접적으로 모으거나 확장시켜, 혈자리에 조사(照射)하여 효과적으로 광화학(光化学) 작용을 일으키거나 광열 자극을 가하는 기능을 가진다.

다시 말해서 레이저 침구요법이란, 정체(整体) 자연요법에 의거해 레이저로 통증 대응(對應) 혹은 상관(相關) 혈자리를 조사(照射)하여 기혈통로[경락(经络)]를 정상화시킴으로써, 오장[간, 심, 비, 폐, 신장] 간의 균형을 조절하고, 기(氣)와 혈(血)이 잘 돌게 하여 몸 건강을 교란하는 불균형 상태를 정작동 상태로 바로 잡음으로써, 질병을 치료하는 신기술 유사 침구요법이다.

2) 레이저 침구의 특징

(1) 레이저 침구는 기존 금속침 요법과 동일한 효과를 가지고 있다. 게다가 통증을 느끼지 않고, 세균이 없어 안전하다는 특징이 있다. 레이저 침구는 치료임상에서 침이 휘고 박혀서 뽑히지 않거나 침을 맞아 현기증을 느끼거나 침이 부러지거나 기타 중요한 장기를 찌르는 등의 돌발적인 상황이 나타나

지 않고, 침으로 인한 바이러스 감염, 예를 들어 에이즈, 간염 등의 위험이 없는 것이 큰 장점이다.

(2) 레이저 침구와 호침(毫针)은 비록 모두 혈자리를 자극해 치료 효과를 보지만, 호침(毫针)이 주입되는 것은 기계 에너지이고, 쑥뜸[간접구]이 주입하는 것은 열에너지와 약물이지만, 레이저 침구가 주입되는 것은 빛에너지이다. 빛에너지가 열에너지로 바뀌어서 생기는 것이 광화학(光化学)작용과 광열작용이다. 열의 침투력은 매우 깊다. 예를 들어 붉은 빛의 반도체 레이저가 혈자리에 조사(照射)되면, 피부 온도가 0.8~2℃ 정도 상승한다. 그래서 광화학작용 이외에도, 경미한 열구(热灸) 작용이 있다. CO_2레이저 혹은 635nm 반도체 레이저가 혈자리에 작용하면 열 효응이 더욱더 명확하다. 레이저가 만약 펄스에서 나오면 더욱더 충격파 기계 에너지가 나타난다.

(3) 레이저 침구 치료는 쑤심, 마비, 부어오름, 통증 등이 침구 치료에 비해 부작용이 훨씬 적다. 그래서 노인, 어린이, 허약한 사람, 침을 맞으면 현기증이 나타나는 환자에게 아주 적합하다.

레이저 침구는 일반 침구 치료방법을 대체할 수 있는, 치료라 할 수 있다.

(4) 레이저 치료는 눈을 직접 조사(照射)할 수 없는 것 이외에는 제한이 없다. 예를 들어 레이저 침구는 직접 배꼽 정중앙을 조사(照射)해서 어린아이 설사 등의 질병을 치료할 수 있지만, 금속침을 놓는 것은 안 된다. 예를 들어 혈관 부위의 혈자리는 레이저로 직접적으로 조사(照射)할 수 있다. 혈관 내의 각종 인자(因子)를 활성화해서 치료 효과를 본다.

2. 레이저 침구 치료 개요

(1) 레이저는 일반 빛에 없는 특징을 가지고 있다.

① 광도가 높다(에너지가 크다).
② 방향성이 좋다(고도집중과 작은 발산각도를 지니고 있다).
③ 단색성이 좋다(스펙트럼선 폭이 좁고 파장이 단일하다).

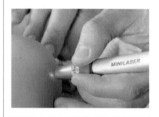

(2) 빛은 기능이 비정상적인 세포 혹은 조직에만 조절효과가 있다.

① 인체조직이 만약 안정상태(생리상태 기능이 정상상태), 즉 정 작동 상태가 지속될 경우일 때는, 레이저 광이 인체 내에 미치는 조절효과는 별로 없다.

② 만약 인체 계통 기능이 정상적이지 않을 때나 안정 상태에서 멀어질 때는 인체 내에서 조절 효과가 뚜렷하게 나타난다. 이리하여 인체 기능 저하를, 안정 상태로 회복시킨다. 그래서 건강회복 효과가 있다고 볼 수 있다.

⑶ 모든 질병 발생의 근본은 인체 내의 기혈소통 통로[경락]가 통제력을 잃는 데서 비롯된다.

그래서 인간의 모든 질병은 경락(经络)병이라고도 부른다. 레이저 침구가 질병을 치료할 수 있는 것은 레이저의 에너지가 인체 경락(经络)을 통해 오장육부 통로로 전달되면서 질병이 약해지거나 사라지게 하는 것이다. 이것이 바로 양생 이론에서 자주 말하는 '통하면 아프지 않고, 아프면 통하지 않는 것이다.'

3. 아시혈(阿是穴)과 레이저 침구의 보사요법

아시혈은 구체적으로 정해진 혈자리가 없는 것이 특징이다.
「"아(阿)" 하고 통증을 느끼며 입에서 소리가 나는 자리가 바
로 혈자리다」라고 말할 수 있다. 사람이 병을 앓을 때, 병소
혹은 비병소 부위에 나타나는 통증, 알레르기 점 혹은 압박
통증 점을 근거로 위치를 정한다. 질병이 발생하면 나타나
고, 질병이 완치되면 사라진다. 아시혈(阿是穴)은 임상에서
대부분 병증 치료에 널리 쓰인다.

레이저 침구의 제량은 비교적 복잡한 문제인데, 레이저 기
계의 종류가 다르고, 제량의 크기, 혈을 얼마나 선택하는가,
조사(照射)시간 등 모두 정해져 있지 않기 때문이다.

소(小)제량의 조사(照射)는 '보(補)'이고, 대(大)제량은 '사(瀉)'
에 해당한다. 짧은 시간의 조사(照射)는 '보(補)'이고, 장기간
의 조사(照射)는 '사(瀉)'이다.

보통 4~5개의 혈을 취하고, 매 혈을 3~5분 조사(照射)하
고 매일 1번 조사하며 10~15차례가 한 치료과정이다. 요즘
은 휴대용 레이저 침구기로 치료효과를 많이 보기에, 굿플
(Goodpl)레이저 침구가 인기를 끌고 있다. 그런데 혈자리가
비교적 많을 경우에는 일일이 침구기를 사용해야 했지만 최

근에는 중소형 레이저조사기(8개 레이저 등 부착)가 개발되어 침시술이 무척 편해졌다. 두 번째 치료를 받아야 하는 사람은 5일 정도 쉬면 효과가 더 좋다.

4. 레이저 침구의 근거

레이저로 혈자리를 조사(照射)하는 것과 침을 놓는 것은, 같은 '득기(得气: 沉感)'가 오는가?

'득기(得气)'란 치료할 때 경락(经络)의 길을 따라 짜릿하거나 쑤시고 부풀어 오르며, 마비가 오는 느낌으로 나타난다. 이런 현상이 나타나는 것은 치료 효과가 매우 크다는 것을 의미한다.

〈영추(灵枢)〉에서 나와 있듯이 : '침을 놓을 때는 기(氣)가 도착해 있을 때만이 효과가 있다.' 〈침구대성(针灸大成)〉에서도 : '기가 빨리 도착하면 효과도 빨리 나타나고, 기가 늦게 도착하면 치료가 안 된다.'라고 기록되어 있다. 때문에 차가운 성질의 금속침보다는 미온의 레이저 침구(浸灸)로 혈자리를 조사(照射)해서 치료할 때, 경락(经络) 중에 경기(经气)가 더 확실하게 나타난다.

일부 환자는 혈자리와 경락(经络)상에서 특이한 반응을 나타내기도 한다. 예를 들어 열, 마비, 부풀어 오름, 무거운 느낌(沉重感), 경련, 개미가 기어가는 듯한 느낌, 전류가 흐르는 느낌(电流感) 등의 34종의 반응을 나타내기도 한다.

사실 레이저침은 금속침을 놓는 것보다 찌르는 느낌이 덜 강

렬하다. 하지만 왜 큰 치료효과가 있는가?

사실 금속침을 놓아 생기는 기계에너지 자극에 비해, 레이저로 조사(照射)하면 레이저 빛이 열에너지 자극으로 바뀌게 되어 신경 충돌 현상, 즉 정작동과 역(逆)작동의 충돌 현상이 생기면서 바로 그 자리가 통증 소멸 효과로 나타나기 때문이다.

5. 가장 먼저 역(逆)작동 흔적을 볼 수 있는 곳은 얼굴이다

인체는 소우주! 하늘의 기운 [정작동]을 받아들이는 머리에는 인체 총사령부인 뇌(腦)가 있다. 뇌를 비롯한 인체 각 장부 건강 상태를 가장 먼저 나타내는 곳이 뇌(腦)의 대변인, 안면(顔面; 얼굴)이다.

얼굴에서 나타난 역(逆)작동 정작동의 흔적[여드름 자국, 움푹 파이거나 솟아오른 피부, 얼룩, 붉은 점, 검은 점]은 사람이 자신의 건강상태 이상을 보고 자각할 수 있게 하는 '힐링 네비게이터[건강 측정점]' 역할을 한다.

1) 정작동 역(逆)작동 1차 임상 진단

넓게 봐서 우주의 순환원리, 좁혀서는 인체의 순환원리는 모두 정작동의 영향권 아래에 있다. 인체 내에서 정작동 이상이 발생하는 원인은 외적인 요인과 내적인 요인이 있다. 이 모든 것을 압축해서 도표화시킨 것이 바로 오행 상생 상극도이다.

인체 내에서 정작동 이상으로 생긴 역(逆)작동 흔적이 안면에 나타날 때에는, 오행 중 한 부위에서 나타나는 것이 일반적이다. 장중경 한의대를 졸업하고, 고도로 숙련된 통증치료원리 전문가들은 오행 중 한 부위, 예를 들어 비장과 위장에서 역(逆)작동 흔적을 발견한다면, 어떠한 병증이 나타날 것인지를 판단해서 예방하는 자연치유 능력을 가지고 있다.

임상 진단 ① : 토(土)의 대표적 장부인 비장 위장의 정작동 역(逆)작동 흔적만을 보고 어떻게 예측할 것인가?

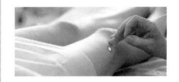

※ 얼굴에서 역(逆)작동 초기 단계는 하나의 장부가 약함이 드러나는 것이 일반적이다. 이 단계는 단순히 오장 중 하나의 장부 기능이 약해졌기 때문에, 대응 치료 역시 비교적 간단하다. 휴대용 레이저 침구로 보법 치료를 하면 완성된다.

코끝의 역(逆)작동 흔적을 보고서 비장(脾臟) 기능이 약화되었다고 말하기는 성급할 수 있기에, 비장 고유의 특성을 생각해 보면, 얼굴색이 핏기가 없어 보이고 얼굴 위 잔주름이 아래로 처져 보이면, 비장이 약해졌다고 판단해도 좋다. 이 판단에서, 역(逆)작동 1차 진단이 이뤄졌다고 말할 수 있다.

2) 정작동 역(逆)작동 2차 임상 진단

얼굴에 역(逆)작동 흔적이 나타났는데도 즉각 대응치료를 하지 않고 방치하면, 오장 내에 정체되어 있는 역작동이 등허리로 연결되는 통로를 통해 배유혈[배수혈]에서 역(逆)작동 흔적이 나타난다. 이때부터는 7개의 목뼈[경추], 12개의 흉추, 5개의 요추 중 해당 부위에서 통증으로 나타난다. 이 단계가 역(逆)작동 진단의 두 번째 단계가 되는데 이때는 레이저 침구기로, 상대적으로 가벼운 부위는 보법, 심대한 부위는 사법을 사용해야 한다.

임상진단 ② : 체절 신경절 분포 대응자리[두 손, 두 팔]를 따라 상관 부위에 대응치료를 할 수 있으므로, 1차적으로 바로 척추 양옆에 있는 배수혈[정중앙 척추에서 좌우 양측으로 4.5센티 떨어진 혈자리]를 따라 정작동 치료를 하되, 좀 더 안정적으로 팔 다리의 척추 대응자리를 찾아 정작동 치료를 하면 훨씬 효율적이다.

▶ 만약 비장 부위의 역(逆)작동을 방치한다면, 역(逆)작동 흔

적이 다른 장부[소장]에 직접적으로 나타나게 된다. 때문에 소장 영역[눈밑 다크써클 영역]에 어두운 암색(暗色)이 나타나는 것이 일반적이다. 경우에 따라서 소장 영역에 다크써클이 생기는 것 대신에, 굵은 두드러기 혹은 여드름 자국처럼 피부가 우둘투둘 거친 상태로 역(逆)작동 흔적이 나타나기도 한다.

▶ 역(逆)작동 2차 진단 단계부터는 5개 장부에서 두 개 장부가 정작동 단절이나 역(逆)작동 흔적이 나타나는 것이 일반적이다.

3) 정작동 역(逆)작동 3차 임상 진단

장부에서 생겨난 역(逆)작동은, 장부 위험을 분산시켜 인체의 결정적 고위험을 약화시킨 흔적이 나타났음에도 불구하고, 정작동으로 정상화시키지 않는다면 다시 복부 내의 오장으로 되돌아와 3개의 장부에서, 정작동 이상의 흔적을 나타내게 한다.

요즘 환자는 주로 「심장 소장 ⇨ 간담 ⇨ 폐 대장」, 「비위⇨ 심장 소장 ⇨ 간담」, 「비위 ⇨ 신방광 ⇨ 심장 소장」 형태로 역(逆)작동 흔적을 가지고 있다. 이러한 경우는 기본적으로 만성 위염 장염을 치유시키는 음식처방 혹은 건강식품 한약 처방이 필수적이다.

임상진단 ③ : 역(逆)작동 진단 3단계의 경우는 대부분 만성 적인 염증 질환으로 통증이 심한 상태이다. 이런 경우는 통 증을 유발하는 역(逆)작동 근원지를 찾아내어, 보법으로 5분 에서 20분 정도의 레이저 침구치료가 필수적이다. 만성질환 출발점을 레이저 침구로 시술할 때에는, GP1080대형 레이 저기기의 총 12개의 발광다이오드를 사용하면, 치료시간 단 축도 되고 펄스를 동반한 레이저 강한 자극이 가능하기 때문 에 훨씬 더 효율적이다.

ⓐ 「심장 소장 + 간담 + 폐 대장」 영역에서 역작동 진단이
   나타난 경우

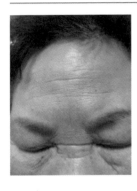

㉠ 스트레스로 인한 상기증 때문에 신장에 열이 치밀어 올라 심장 이상이 보이는 경우가 많다.
㉡ 심장의 정작동 이상은 담(膽) 기능 이상으로 나타나, 눈밑 다크써클로 나타나게 된다.
㉢ 담(膽)과 표리 관계에 있는 간(肝)도 정작동 이상의 영향권에 들어가, 상통관계인 간(肝)과 인접한 대장(大腸)에 정작동 이상을 미치게 된다.
이에 따라 대장 영역인 관골과 뺨에 얼룩과 점이 나타나면서, 허리 통증을 유발하게 된다.

ⓑ「비위 + 심장 소장 + 간담」 영역에서 역(逆)작동 진단이
　　나타난 경우

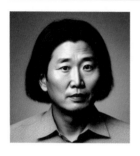

ⓐ 요즘은 다양한 먹거리가 전 세계에
　　서 밀려들어와, 몸에 부적합 먹거리
　　를 먹게 되는 경우가 많다.
ⓑ 부적합 먹거리를 섭취하다 보니 위
　　를 도와주는 비장(脾臟)의 기능 이
　　상을 유발하여, 상통관계에 있는 인
　　접한 소장(小腸)으로 정작동에 이상
　　을 가져와 소장 기능에 약화를 가
　　져온다.
ⓒ 소장과 표리 관계에 있는 심장은 담
　　(膽) 기능에 마이너스 정작동을 가
　　져온다.
비장 기능 이상은 필히 안색이 창백하
고 부분적으로 연한 흑색을 띠면서 안
면근육의 감소 흔적이 나타난다.

ⓒ 「비위 + 신방광 + 내분비장애」 영역에서 역(逆)작동 진단이 나타난 경우

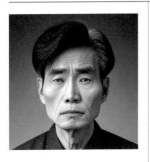

㉠ 스트레스가 많은 환경에서 정신적 충격과 압박은 필연적으로 음식물의 정상적인 정작동을 유발하지 않고, 오히려 방광(膀胱)에 정작동 이상을 가져온다.

㉡ 이에 따라 방광과 표리 관계인 신장에 마이너스 정작동을 가져와 삼초[상초, 중초, 하초]상의 기능 장애, 즉 대소변 배출 장애, 기혈 순환의 약함, 내부장기의 고유 기능의 약화 증상이 나타나게 된다.

㉢ 삼초 기능에 마이너스 정작동은 필히 표리관계인 심포에 정작동 이상을 가져와, 결국 위장에 마이너스 영향을 미친다.

임상진단 ④ : 안면관찰을 순차적으로 하려고 들여다보면, 5장6부에서 뚜렷하게 증후가 나타난 경우에는 안면관찰 순서를 뛰어넘어 바로 이상 증후가 나타나 보이는 부위를 중심으로 관찰을 하게 된다.

얼마 전 오후 환자관리를 모두 마치고, 사무실 소파에 앉아 용천뜸 전용 기구 위에 맨발을 얹져 놓고 10년 묵은 쑥뜸을 뜨고 있을 때, 피곤해 보이는 작업복 차림의 여사님이 들어오셨다.
이런 경우, 편한마음 침술클리닉에서는 "어찌 오셨는가?"라고 묻지 않는다. 어딘가 아프니까 오셨지, 놀려 오셨을 리는 만무하니까.

이럴 때는 내원하신 분을 2분 정도 들여다보고 나서 관리를 시작한다. 몸 상황이 유달리 안 좋을 때는 금방 30초 만에도 내원하신 분의 몸 안의 건강상태를 파악하여 정리할 수 있다.

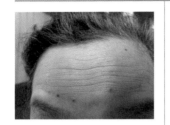

이 여사님의 경우는, 두 눈썹을 보니 우측 눈썹 바로 윗부분(눈썹 두덩이 바로 위)에 검은 점이 나란히 3개가 나타나 있다. 그런데 이 자리는 바로 제3장「5. 폐의 반사구」에서 언급하게 되는 폐(肺) 반사영역 맨 아래 부분이다. 이런 증후는 미세먼지를 많이 들이마신 분들에게서 주로 나타난다.

또한 이 자리는 허리통증과도 상관이 있는 자리인데, 코로 들이마신 먼지가루 후유증으로 폐 깊숙이 아래 부위에, 분진이 가라앉아 있는 상태이다. 이럴 경우는 분진가루를 들이마신 후유증으로 폐의 짝꿍인 대장(大腸)도 이상 상태가 오고, 이에 따라 대장의 직통로(直通路)인 대장유를 중심으로 허리 요통이 나타날 수 있다고 보고 여사님에게 물었다. 혹시 무슨 작업을 하느냐고 물었더니 벽마감 작업 전체를 다하는 일이라고 하였다. 바로 3단계 힐링치료 단계 중, 첫 단계 [왕쑥뜸]을 배 위에 올려놓고 통증이 소멸하도록 자가치유 코칭에 들어갔다. 다행히 10여 차례 집중관리를 한 결과 예상보다 빠르게 호전이 되어, 지금은 다른 지역으로 옮겨 현장업무를 하고 계시기에, 나로서는 마음이 가볍다.

안면관찰
자가치료 반사구

얼굴 부위에 있는 장부의 반사구

신체의 이상변화는 얼굴에 어느 정도 영향을 줄 수 있다. 만약 얼굴에 뼈의 형상, 근육 긴장도, 탄력, 수축력에 변화가 있고 붓기, 주름, 상처딱지, 움푹 파인 흠, 안면 피부색의 변화 및 충혈, 통증 등이 나타난다면 이것은 신체 내 부위에 문제가 생겼다는 것을 나타낸다. 얼굴은 인체정보의 축소판이기 때문이다. 구체적으로 신체의 어느 부분에 변화가 생겼는지 알려면 먼저 인체의 오장육부가 얼굴의 반사 구역에 어떻게 표현되어 있는지를 알아야 한다.

통증치료원리와 혈자리 의미

우리 몸의 혈자리는 그곳이 긴장을 해서 푹 꺼져 있는, 구멍이 있는 자리로 본다. 그 자리가 긴장되어 근육이 쪼그라들어 있기 때문에 다른 피부에 비해서 그 자리는 쑥 꺼진 느낌이 든다는 말이다.
우리가 피부를 만지다 보면 '어 이 자리가 왜 푹 꺼졌지!' 하는 자리를 느낄 수 있다. 손가락이 아주 예민한 사람은 실제로 그 부위를 만져 보면 다른 근육조직보다 갑자기 꺼져 있다는 것을 금방 알아차린다. 같은 근육조직인데 그 부위에 손을 대면 약간 딱딱한 듯하면서도 피부가 쑥 들어간 느낌이다. 그래서 이곳을 학계에서는 혈(穴)이라고 표현한다. 그럼 혈은 우리 몸의 어디에 있느냐? 온몸에 다 있다.

예를 들어 허리 한쪽이 아프면 그쪽에 근육이 없다. 그래서 쑥 꺼져 있다. 만져 보면 바로 알 수 있다. 고관절에 무혈성 괴사가 생길 정도가 되면 고관절이 있는 자리가 쑥 꺼져 버린다. 즉, 근육이 쪼그라든다. 이 자리에 해당되는 상관 대응자리에 지압, 레이저침술, 신통약발을 통해서 시스템을 바꿔 주는 자극을 주면, 꺼져 있던 엉덩이가 뿌욱 부풀어 오른다. 허리에 없던 살이 쑥 올라온다. 긴장됐던 곳이 긴장이 풀어지니까 쑥 올라오는 현상이 일어나게 된다.

1. 목구멍(咽喉 인후)의 반사구

목구멍 반사구는 머리칼이 난 언저리에서 한마디(一寸) 아래, 이마 중심선 상으로 3분의 1 부분에 위치하고 있으며, 기도(氣道)와 식도(食道)의 반사구이기도 하다.

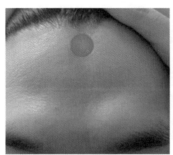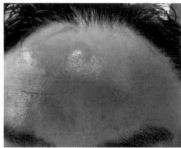

안면관찰

목구멍 반사구에 붉은색을 띤 불룩 솟아 오른 모양이 보인다면, 목구멍이 부어 있는 상태로서 이를 상초열(上火)이라고 한다.

검은색 반점이 있다면, 만성 인후염이다. 만약 살짝 꺼져 있다면 식도 뒤 기도에 장애가 있는 것으로 봐야 한다. 이런 경우의 사람은 대부분 흉곽이 덜 발달된 상체를 가지고 있다.

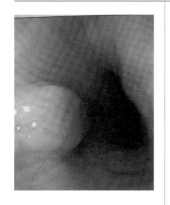

딱딱하게 뭉쳐져 있거나 피부 반점이 있지만 색깔이 변하지 않았다면 인후 혹은 기관지, 식도에 췌육(贅肉; 폴립)[=유두종]이 있다고 판단할 수 있다. 딱딱한 덩어리 상태로서 어두운 붉은 색깔을 띠며, 눌렀을 때 통증이 있는 것은 병리변화가 현재 진행 중임을 나타낸다.

정작동 자극[밀당지압, 신통약발, 레이저 침구]

구강(口腔)의 맨 안쪽으로, 목구멍은 인두와 후두를 포함한다. 인두(咽頭;목구멍)는 연하(음식물을 삼키는 동작), 호흡, 발성 기능을 담당하기에 아주 중요하다. 목구멍에는 많은 림프 조직이 있어 목구멍의 이상상태가 올 때는 방어적인 면역역할을 담당하고 있어, 통증치료원리에 입각한 상관자리 치료를 해야 한다.

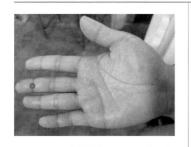

이럴 경우, 상관자리는 가운데 손가락 첫째 마디 경계선 지복(指腹)이다. 이곳을 편한마음 침술클리닉 코칭을 받고, 꾸준히 자가치료를 한다면 식도 병 치레는 사라진다.

신통약발 자가치유

목구멍은 실제 인(咽)과 후(喉) 두 부분으로 나뉘어져 있다. 인두(咽頭)는 음식물이 위아래로 이동하는 통로이며, 후두(喉頭)는 공기가 위아래로 이동하는 통로로서 아주 중요한 기관이다. 그 이유는 뇌와 거리가 가장 가까운 기관이기 때문이다.

인체에는 총 8줄기의 기혈공급 통로가 목구멍 부위를 지나가기 때문에, 목구멍에 장애가 발생하면 뇌로 향하는 경동맥 이상으로, 여러 성인병이 발생하게 된다.

때문에 전국 각 지역에 있는 「안면관찰 통증치료원리 교육센터」를 방문하면, 목의 이상을 호소하는 분에게는 양 손가락으로 양 목선을 위에서 아래로 쓸어내리면서 이상 유무를 판별하여 본인에게 치유 방법을 알려준다.

목구멍 반사구에 파동지압을 하게 되면, 급성 만성 인후염이 일으키는 인후통, 목구멍 간지러움, 목구멍 건조함, 호흡 불순, 기침, 천식, 음식물 삼키기 곤란함, 목구멍에 이물질이 걸림 등등에 치료 효과를 얻을 수 있다.

2. 뇌(腦)의 반사구

뇌의 반사구는 가장 찾기 쉽다. 양쪽 눈썹의 중앙에 있다. 반사구역이 두 눈썹 사이에 있다.

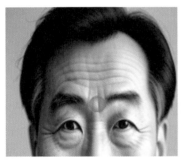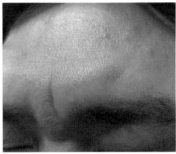

안면관찰

우리는 자주 '미간이 넓다' '양쪽 눈썹 사이(印堂)가 빛난다'라고 말한다. 이것은 그 사람의 신체가 매우 좋고, 혈기가 충만해 순조롭다는 말이다. 만약에 신체가 피로하며 뇌를 과도하게 사용하면, 뇌 반사구의 중간에 곧바로 주름이 생긴다. 만약에 주름이 매우 깊고 붉은색을 띤다면, 이것은 심뇌혈관에 혈액 공급이 부족하여 두통이 있을 수 있다. 또한 신경쇠약, 꿈을 많이 꾸게 되며 수면의 질이 나빠지고 심장의 두근거림, 초조함 등의 병증이 생길 수 있다.

뇌의 반사구 가운데에 사마귀, 점 혹은 얼룩 등이 있다면 이 것은 신경성 두통(두통의 부위는 대다수 머리 부위의 중앙이다)이 있 음을 나타낸다.

뇌의 반사구 가운데가 평평하게 움푹 들어간 사람은, 뇌를 사용하는 것을 좋아하지 않으며 지력(智力)이 감퇴되고 있음 을 나타낸다.

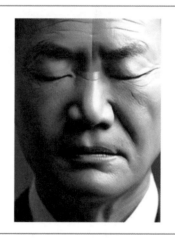

정작동 자극

뇌의 정작동 자극 상관자리는, 가운데 손가락 첫째 마디 지 복(指腹)에 위치해 있다. 대부분 뇌(腦)의 모든 문제는 이 상관자리를 치유점으로 삼아 자가치유를 해야 한다. 뇌(腦)의 이상증상이 다를 경우 이 상관자리 외에, 많은 또 다른 대응 자리를 치유점으로 삼아 사용해야 한다.

신통약발 자가치유

뇌의 반사구를 '신통약발'하는 것은 머리를 맑게 하며(醒腦), 개운한 머리(淸腦) 상태가 됨을 의미한다.

본인이 의식이 없고 몽롱하다고 느낄 때는, 엄지손가락의 지복(指腹, 손가락에서 가장 부드러운 부분으로 손톱의 반대쪽)을 사용해 시계 방향으로 파동지압을 해주면, 즉시 효과를 볼 수 있다. 이 밖에도 두통, 어지러움 증상, 꿈을 많이 꾸는 증상, 답답함 등에 사용하면 효과가 좋다. 신통약발 자가치유를 할 때는 발날로 쓱쓱, 약하게 자극한다. 어지러움을 느끼는 사람은 그저 가볍게 자극만 줘도 좋다.

3. 심뇌혈관의 반사구

심뇌혈관의 반사구, 즉 심리적 스트레스 반사구역은 머리칼
이 난 언저리 주위의 양측에서 양쪽 관자놀이와 귀 사이에
난 머리털에 위치해 있다.
이 반사구는 심리적 스트레스 영역에 속한다. 이 영역은 눈
썹에서 머리칼이 난 언저리구역을 3등분해서 가장 윗면이
다. 여기에 여드름이 생기거나 안면과 이마의 얼굴색이 다르
면, 그만큼 스트레스가 심하다는 것을 의미한다. 반점이 나
타나면 심장에 질병이 있다는 의미(예를 들면 심근경색)이다.

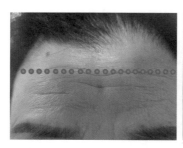 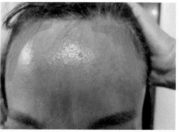

안면관찰

심뇌혈관 반사구에 검은색의 반점, 얼룩이 있다는 것은 심장
에 질병이 있다는 의미이다. 점이 있으면 심혈관 기능이 선

천적으로 좋지 않다는 뜻이다.

만약 사마귀가 있다면 심장 기능이 선천적으로 부족하다고 판단해도 된다. 내분비의 균형이 맞지 않고[내분비 실조], 불면증, 꿈을 많이 꾼다는 것을 나타낸다.

심뇌혈관의 반사구가 붉은색 얼룩으로 혈관이 튀어나온 상태에서 두통이 동반되면, 이것은 심뇌혈관 질병이 있음을 나타낸다.

만약 뾰루지가 나거나 빨갛게 붓고 멍들고 자주색이 되고, 검은색으로 변하고 어두워지면 현재 혹은 이미 일정 기간 심혈관 기능이 불량한 상태이다.

머리칼이 난 언저리에 붉은색 작은 점이 불거져 나와 있다면 대개 정신적인 압력 스트레스가 대단히 크다는 것을 나타낸다. 만약 청소년일 경우라면, 성장하는 과정에서 내분비가 왕성하다는 것을 나타낸다.

심뇌혈관의 반사구가 어두운 회색을 띤다면, 이것은 고혈압이 있다는 표시인데 심뇌혈관과 관련이 있는 심각한 질환이 있다는 표시이다.

정작동 자극

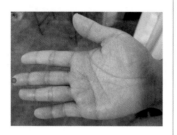

 심뇌혈관의 정작동 자극 대응자리는 가운데 손가락 첫째 마디 지복 맨 위부분에 위치해 있다.
이 대응자리의 측면 외측을 심뇌혈관의 대응자리로 삼아 치유를 시작해도 효과가 크다.

자가치유

심뇌혈관의 반사구는 노인에게 있어서는 건강을 유지하고 양생할 수 있는 보석과도 같은 영역이다. 심뇌혈관 질병은 노인에게서 자주 볼 수 있는 병으로, 인류의 3대 사망원인 중 하나이다. 발병률과 불구자가 되는 비율이 높을 뿐만 아니라, 재발하기가 쉬우며 병을 앓고 난 후에 병을 쉽게 치료할 수 없다.

심뇌혈관 질병은 모두 서서히 진행되는 과정이기 때문에, 사람들은 흔히 이러한 악화증상을 소홀히 여긴다. 예를 들어 우리가 평상시에 자주 말하는 「3고(高)」, 즉 고혈압, 고지혈, 고혈당은 본인 자신도 모르게 서서히 인체에 큰 화를 입힌다. 게다가 이러한 질병의 마지막은 온몸에 나쁜 결과(각종 뇌

질환, 심장질환, 치매)가 가득 차, 가족 간 생이별하게 된다는 점이다.

요즘 같이 바쁜 세상에 전신마비 환자는 어쩔 수 없이 요양원, 요양병원 등으로 떠밀려 수용될 수밖에 없다. 아무리 지난날 화려한 이력이 있다 해도 무슨 소용이 있을까?

살아가다 보면 수많은 고지혈(高脂血) 병을 지닌 환자는 자신이 어떠한 증상도 없다고, 불편한 느낌이 없다고 여긴다. 때문에 이와 같이 무서운 질병상태의 악화는 본인과는 상관없다는 태도를 취하며, 혈액 지질(血脂)을 조절하는 것에 대해 소홀히 여긴다. 이러한 사람은 평상시에 반드시 심뇌혈관의 반사구 혹은 상관자리를 '신통약발'로 파동자극을 해줘야, 혈액 지질을 낮추는 효과를 얻고 위험천만한 상태에서 벗어날 수 있다.

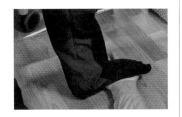

피시술자를 눕게 한 후, 양팔을 양쪽으로 쭉 뻗어 편 상태에서, 손바닥 안쪽을 약발로 쓸어내린다. 이때는 1지(엄지), 2지(검지), 3지(중지)에 좀 강하게 압박을 하면서 쓸어내리면 더 효과가 크다.

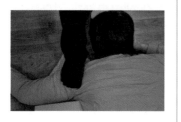

엎드린 상태에서 45도 각도로 팔을 양쪽으로 들어올리게 한 후, 피시술자의 위 팔을 약발로 위에서 아래로 쓸어내린다. 어깨 뒤편은 후두골 아래와 상관 자리(풍지혈)이다.

두 손으로 밀당지압을 할 때는, 이마의 정중앙에서 머리칼이 난 언저리를 따라 양쪽으로 밀어내린다. 태양혈(太阳穴)이 있는 위치까지 계속 민다. 이렇게 파동자극을 하면 대뇌로 향하는 혈액 공급 부족을 개선할 수 있고, 고혈압을 완화시킨다.

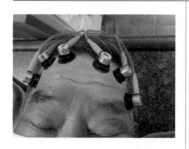

전문적인 치료센터 혹은 편한 마음 침술클리닉 혹은 침뜸클리닉에 가서 레이저 침구단자를 양쪽 반사구에 20분 정도 붙여 두면 효과가 대단하다.

그러나 증상이 심상치 않다고 여겨지면, 보다 강력한 효과를 얻기 위해서는 '신통약발'로 파동자극을 하는 것이 좋

다. 당장 가까운 「편한마음 침술클리닉」에 가서 건강컨설팅
을 받은 후 집이나 직장에서 적어도 2시간마다 한 번씩, 통
증치료원리 전문가가 가르쳐준 대로 자신의 몸 관리에 신경
써야 한다.

4. 심장의 반사구

심장 반사구는 양쪽 눈의 내안각(內眼角)의 중간 위치에 있으며, 코뼈(鼻梁骨)에서 제일 낮은 곳의 위치와 비슷하다. 다시 말한다면 양쪽 눈의 모서리에 선을 그을 때, 콧마루의 중앙 선과 교차되는 지점에 위치해 있다.

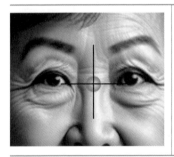 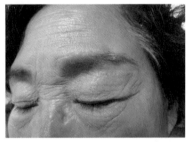

두 눈 사이의 코 가운데는 심뇌혈관을 대표한다. 반사구역은 양쪽 눈가의 콧등에 있는데, 이곳에 가로무늬가 나타나거나 가로무늬가 비교적 뚜렷하게 나타나면, 부정맥이 있거나 심장 상태가 좋지 않다는 것을 말한다.

가로무늬가 깊고, 혀에 세로무늬가 깊다면 심각한 심장병이 있을 수도 있다. 심장병을 앓고 있는 사람은 일반적으로 소장 기능이 좋지 않을 뿐만 아니라 혈관, 뇌, 갑상선 등의 질환을 일으킬 수 있다.

아랫입술에 주름이 있는 것은 심장병이 있다는 말이며, 입술
이 파랗게 되는 것도 심장병이 있다는 표시가 된다.

안면관찰

심장의 반사구에 붉은색의 작은 돌기가 불거져 나와 있다
면, 이것은 '울화 스트레스가 치밀어 올라 있다'는 표시이다.

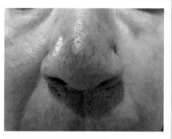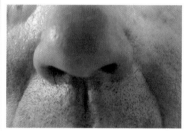

콧등에 청색이 나타난다면, 이것은 혈어(血瘀)형 심장병
이다.

검은색이 나타난다면, 이것은 심장이 위험한 상태에 있음을
나타낸다.

양쪽 눈썹과 콧등이 조여진 상태에서 주름졌다면, 이는 심폐
(心肺)에 질병이 있다는 증후가 된다.

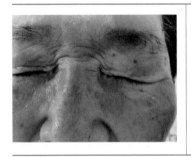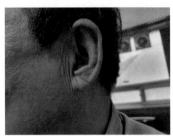

사람은 나이를 먹어감에 따라, 귓불 부위에서 바깥쪽 아래방
향으로 가는 주름이 생기는 경우가 많다. 이러한 미세한 주
름을 우습게 보면 안 된다. 실제로 이것은 동맥경화와 심장
에 피가 부족하다는 것을 의미한다.

귓불 부위의 작은 주름은 동맥에 이상이 있는 것과 관계가
있는 것으로 나타났다. 귓볼은 귀의 지방 결체조직으로 구성
되어 있고 연골이 없으며 귀에 살이 많은 유일한 부위다.

동맥경화가 생겼을 때, 귀는 다른 조직과 마찬가지로 얻을
수 있는 피가 비교적 적다. 귓볼은 귀에서 이러한 피가 부족
한 현상에 대해 가장 민감하게 느끼는 부위다. 이로 인해 귓
볼에 주름이 생긴다. 귀에 주름이 생긴다면, 바로 '통증치료
원리' 전문가를 만나 건강컨설팅을 받고 심장관리를 시작해
야 한다.

파동자극

심장의 상관자리는 손바닥 중앙 바로 위쪽에 위치하고 있다. 물론 이 상관자리 외에 주요한 심장 상관자리는 여러 곳이 있다. 그러나 자리가 아무리 많다 해도 건강컨설팅을 받지 않고 여기저기 기웃거리며 의료쇼핑하는 것은, 이 세상에서 가장 소중한 자신의 몸을 인질 삼아 소꿉놀이를 하는 것과 다름없다.

일반인들은 먼저 심장에 해당하는 상관자리를 중심으로 자가치유를 하되, 좀 더 효율성이 높은 치유효과를 기대한다면 양손, 양발에 있는 2차 3차 대응자리를 「편한마음 침술클리닉」「편한마음 힐링센터」에 방문해서 코칭을 받는 것이 현명한 방책이라 할 수 있다.

신통약발 자가치유

심장은 모든 혈과 맥을 주관한다. 그래서 심장에는 심장신(心藏神)이 있다고 여기고 있다. 심장의 기(氣)는 맥을 통하여 혈액을 운행하게 하고, 온몸으로 향하게 한다. 전신에 골고루 영양이 공급되고 조직세포가 싱싱한 상태가 유지되도록 한다. 심장과 맥(脉)은 연결되어 있으며, 혈액이 심장과 맥 사이로 순환하도록 되풀이되며 계속 순환되도록 한다.

심장은 인체의 생명활동의 주연배우이다. 그래서 지금까지 의학자들은 「심장을 인체의 군주, 오장육부의 군주」라고 부르고 있다.

심장의 반사구를 「밀당지압」 방식으로 관리를 하면 심장박동의 불균형, 심장 두근거림, 신경쇠약 등에 모두 좋은 도움을 줄 수 있다. 고혈압, 저혈압이 일으키는 심장의 비정상 상태를 개선하는데 탁월한 효과를 보여 준다. 하지만 한 가지 확실히 짚고 가야 할 게 있다. 비전문가인 일반인이 심장 치료점을 잘못 알고, 잘못된 정작동 자극을 가한다면 정체절명 시급한 상황이 올 수 있으므로 「편한마음 침술클리닉」를 찾는 것이 안전한 상책이다.

「통증치료원리」 전문가의 컨설팅에 따라, 심장 영역에 파동자극을 줄 때의 효과는 '즉각적'이다. 대개 의료기관에 실려가는 환자를 치료하는 담당주치의는 "한번 두고 봅시다, 점차 좋아질 겁니다."라고 흔히 말한다.

그러나 「통증치료원리」 전문가가 가르쳐주는 심장 부위 파동자극은 외관상 별것 아닌 것 같지만, 비전문가인 일반인들도 「편한마음 침술클리닉」에서 하라는 대로 따라한다면 참으로 깜짝 놀랄 만한 심장질환 개선효과를 즉각적으로 생생히 느낄 수 있다.

주변에서 방심하고 있다가 구급차에 실려 병원으로 향하는 경우를 종종 많이 볼 수 있다. 그만큼 심장 관련 질환이 크게 늘어나고 있다는 방증이기도 하다. 하지만 미리 전문가를 만나 컨설팅을 받는다면, 무사히 별 탈 없이 일상생활을 즐길 수가 있다. 만약 「편한마음 침술클리닉」에서 무료로 알려주는 지혜로운 가르침을 그냥 지나쳐 버리면 '호미로 막을 일을 가래로도 못 막는 후회막급'한 상황이 올 수 있으니 조심해야 한다.

「통증치료원리」 전문가가 알려주는 심장질환 자가치유 방법 효과는 탁월하다.

하지만 아무리 효과가 탁월하다 해도 정확하게 알아야만 효과가 있는 것이지, 어설피 알고 자가치유를 시작한다면 아니함만도 못한 나쁜 결과를 얻게 되므로 이는 절대적으로 피해야 할 사항이다.

통증치료원리 전문가는, 인체 질병의 절대적 치료 자리는 없다고 말한다. 이를 뒤집어 말한다면 인체에는 치료 자리가 무수하게 많다는 얘기다.

그중에서 심장치료는 앞 팔뚝 상부영역에서 할 수도 있지만 두 손 상하에서도 심장질환 대응치료점을 찾을 수도 있다. 손바닥 혹은 손등에 따라서 정작동 자극을 주는 방법이 약간

달라질 수도 있다. 예를 들어 손바닥에 있는 심장질환 치료
점을 정작동 자극으로 관리할 때는 심하게 자극을 주는 것이
아니라 신통약발로 아주 가볍게, 위아래로 쓱쓱 밀어내리기
만 해도 충분한 효과를 볼 수 있다.

5. 폐의 반사구

이마 중앙선과 머리칼이 나는 언저리를 원점으로 해서, 아래로 두 마디(1.5寸)의 위치를 한 점으로 취해, 그 점의 왼쪽과 오른쪽 양측의 큰 영역이 바로 폐의 반사구다.

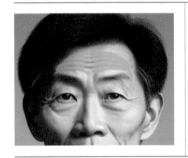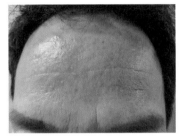

양미간과 두 눈썹의 1/2의 위치 부위는 호흡기계통, 목을 대표한다. 반사구역은 양쪽 눈썹 1/2 구간, 이마 1/3 이하인 부위다.

이마의 가운데가 비교적 오목하고 색이 어둡거나 혹은 멍이 들거나 반점이 있으면 폐질환이 있어 호흡이 원활하지 않다는 것을 의미하며, 여드름이 있으면 최근에 감기에 걸렸거나 인후통을 앓고 있었다는 것을 나타낸다.

안면관찰

① 폐의 반사구에 핏발이 나타난다면, 이것은 폐순환혈관의 확장을 뜻한다.

② 폐의 반사구가 어둡고 광택이 나지 않는다면, 이것은 폐심장병이 있다는 말이다.

③ 폐의 반사구에 여드름이 있다면, 이것은 이 사람이 최근에 감기 혹은 인후통증을 앓았다는 말이다.

④ 폐의 반사구에 수십 개의 가지 혹은 두껍거나 얇은 주름이 있다면, 이것은 폐의 주름이 증가하고 두꺼워진다는 말이다.

⑤ 폐의 반사구에 사마귀 혹은 점이 있고, 검은색의 종양 혹은 하얗게 된다면 이것은 인후염, 편도선염, 혹은 폐의 질병이 있다는 말이다.

⑥ 폐의 반사구가 어둡고 반점이 있으며 한쪽 손을 사용해 가볍게 눌러보아 통증이 있다면, 이것은 누른 쪽의 폐에 수분이 쌓였다는 의미이다.

⑦ 폐의 반사구 중앙에 반점이 있다면, 이것은 만성기관지염이 있다는 말이다.

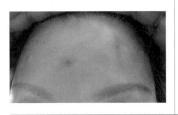 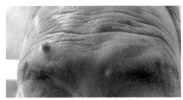

만약 양쪽 눈썹에 점이 있거나 사마귀가 있고 하얗게 변하면, 이 사람은 인후염이나 편도선염이 있거나 가슴이 답답하고 호흡이 짧거나 폐에 병이 있다는 것을 증명한다. 눈썹이 윗부분으로 돌출되어 있는 것도 역시 폐질환이 있다는 말이다.

NOTE

이곳의 중간이 비교적 움푹 파이고 얼굴색이 암담하거나 푸르고 반점이 있다면, 이것은 폐 부위에 질병이 있고 호흡이 원활하지 않다는 의미이다.

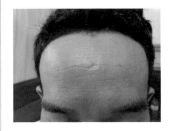

파동자극

쇄골 끝자락 아래에 움푹 꺼진 자리(중부 운문)가 폐의 정작동

자리로서는 가장 적합하다. 이 자리 위 어깨 가까이에 블록을 갖다 대고 그 위에 올라서서 엄지발가락을 'ㄱ'자 형태로 구부리고 위에서 아래로 곧장 내리 눌러주면 정작동 자극이 아주 잘 전달된다.

이 자리를 자극하면 흉강, 흉막 그리고 어깨 부위의 여러 병을 통제 관할한다. 이 자리와 함께 엄지손가락 안쪽 손끝 아래 넓적 부분 중앙을 정작동 자극하면 효과는 배가 된다.

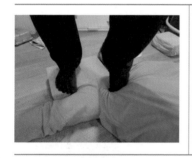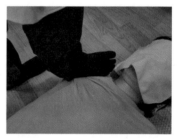

폐는 왼쪽과 오른쪽의 폐로 나뉜다. 그래서 폐의 반사구는 두 부분이 있다. 우측 폐는 3엽(상, 중, 하)이고, 좌측 폐는 상하 2엽이다. 폐의 정작동 자극 자리는 이마에 있는 반사구와 마찬가지로 비교적 큰 구역으로 정해져 있으므로 신통약발로 다스리기도 상당히 편리하고 효과가 높다.

자가치유

폐 기능이 좋지 않은 사람은 일반적으로 대장의 배변 기능 역시 좋지 않다.

일상생활 중에 폐의 기능에 문제가 생긴다면, 대다수는 혈기가 원활하지 않고 독소가 너무 많이 쌓이게 되는데 폐의 반사구에 파동지압 자극을 가하면, 폐 기능을 활성화시키고 독소의 배출을 가속할 수 있다.

밀당지압을 할 때는, 좌우 엄지손가락을 동시에 사용해 이마에 있는 폐 반사구의 아래 부위를 누른다. 아래에서 바깥의 윗부위로, 가볍게 미끄럽게 움직인다. 여러 번 반복적으로 매일 수십 번하며 횟수에 제한이 없다. 여기서 주의를 해야할 것은, 파동 지압을 할 때 손가락은 반드시 아래에서 위로 반원형 형태로 미끄럽게 움직여야 한다. 최대한 위에서 미끄럽게 움직여서는 안 된다.

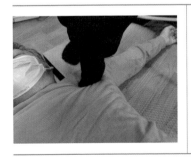
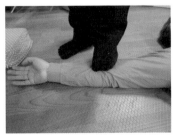

폐는 인체의 호흡기관이어서 공기 중의 독소가 가장 쉽게 폐의 부위에 쌓이게 되는데, 이는 바로 폐에 상해를 입힌다.

신통약발로 자가치유를 할 때에는, 쇄골 아래 부위를 위에서 아래로 정작동 자극을 해서, 효과적으로 독소 배출을 촉진시킬 수 있다.

6. 옆구리, 횡경막(肋膈 늑격)의 반사구

늑격의 반사구는 양쪽 이마에 위치해 있다. 오른쪽 늑골(肋, 갈비뼈)은 왼쪽 눈썹에, 왼쪽 늑골은 오른쪽 눈썹에 위치해 있다.

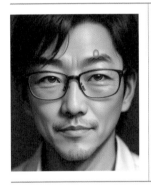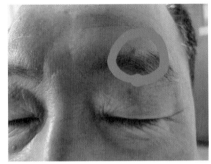

안면관찰

간과 비장에 병리변화가 있다면, 바로 늑격(肋膈) 반사구에 나타나게 된다.

왼쪽 눈썹이 붉고 붓게 된다면, 간의 화기가 위로 치솟는 표시이다. 왼쪽 눈 위의 눈꺼풀이 자주 흔들린다면, 간의 기운이 순조롭지 않고 거칠다는 의미이다.

오른쪽 눈썹 있는 곳이 어둡다면, 비기가 부족하다는 표시이다. 똑같이 오른쪽 눈꺼풀이 자주 흔들리면, 비장의 기운이 장애를 받고 있는 표시이다.

파동자극

늑격(肋膈)의 반사구를 엄지 지복으로 부드럽게 문지르면 복부 팽창, 호흡할 때 갑자기 양쪽 늑골이 쑤시며 복부 팽만, 헐떡이는 것에 모두 매우 좋은 보조 치료효과가 있다.

오른쪽 늑격의 반사구를 부드럽게 문지르면 비장을 건강하게 할 수 있으며, 좌측의 늑격 반사구를 부드럽게 문지르면 간(肝)의 기(氣) 막힘을 제거하여 기가 잘 순환하게 한다.

신통약발

신통약발로 옆구리를 아주 가볍게 하프 줄을 옆으로 쓸어 올리듯이 긁어주면 10회 이내에 옆구리 통증이 사라진다.

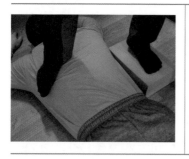
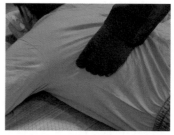

7. 신동맥(腎动脉)의 반사구

신동맥의 반사구는 신장 반사구의 위쪽에 위치해 있다. 구레나룻에서 머리칼이 난 언저리를 따라 위로 향한 띠 모양의 영역에 있다. 신동맥의 반사구는 위쪽의 심뇌혈관의 반사구와 아래의 신장 반사구와 연결되어 있다.

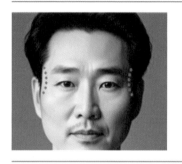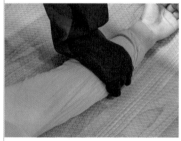

안면관찰

신동맥의 반사구의 혈관이 튀어나온다면, 이것은 혈압이 올라가 신동맥경화가 생긴 것이다. 신동맥의 반사구가 어둡다면, 이것은 신장의 기능이 쇠약하다는 말이다.

파동자극

신동맥의 반사구를 파동자극하면 고혈압, 동맥경화가 유발하는 허리통증에 매우 좋은 보조적인 치료 작용이 있다. 신동맥은 신장을 보양한다.

우리가 동맥경화를 앓게 되면, 가장 먼저 신동맥에서 증상이 나타난다. 이때 신동맥의 반사구를 파동자극하면 효과가 매우 좋다. 우리가 고혈압을 조절할 때, 심혈관의 반사구를 정작동 자극하는 것 외에도, 신동맥의 반사구를 밀면서 파동자극하는 것을 잊지 말아야 한다.

자가치유

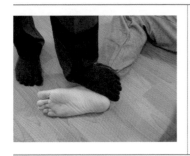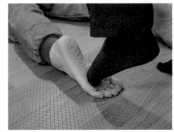

신장 관련 기혈 흐름은 엄지 발망치로 바깥 복숭아뼈 바로 뒷부분 푹 꺼진 곳, 조해혈(穴)을 신통약발로 정작동 자극하면서, 발바닥의 용천혈(穴)을 엄지발가락을 구부려 위에서 아래로 눌러 자극을 하면, 신장(腎臟)을 튼튼히 하는데 도움이 된다.

8. 유방(胸乳)의 반사구

유방의 반사구는 양쪽 눈 모서리 안쪽에 위치해 있다. 두 눈과 코 뿌리 양쪽 사이는 남자의 가슴, 여자의 유선을 대표한다. 반사구역은 양쪽 눈가와 콧등 사이이다.

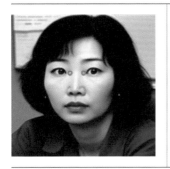 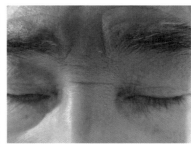

안면관찰

위쪽 눈꺼풀 안쪽 부위에 사마귀, 혹은 검은 점이 있거나 눈을 감았을 때 이 부위에 분홍색의 여드름 형태의 돌기가 있다면 여성은 유방증식, 유선 종양이 있다는 것을 의미하고 남성은 늑막염이 있다는 것을 의미한다.

달리 말한다면 유방의 반사구를 만졌을 때 작은 모래알을 만지는 듯한 느낌이 있다면, 유선증식이 있고 작은 모래알을 만지는 듯한 느낌과 붉은색의 종기가 있다면 이것은 급성 유선염이 있을 가능성이 높다.

이 부위가 어둡거나 푸르다면, 남성은 가슴이 답답하고 숨이 가쁘다는 것을 나타내고, 여성은 생리를 할 때 가슴이 땅기고 아프다는 것을 의미한다.

파동자극

유방의 반사구는 인체 면역 기능의 조절영역 역할을 한다.

유방의 반사구를 파동자극하면 여성의 유선염, 유선증식, 유방이 부풀어 오르는 것과 통증에 치료효과가 있다.

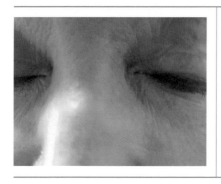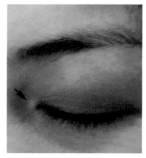

유방의 반사구를 끌어올리는 파동자극을 하면 유방이 아래로 처지는 것을 방지할 수 있으며, 유방의 모형을 아름답

게 하는 특별한 효과를 가지게 해줄 수 있다. 파동자극을 할 때, 양쪽 손의 중지 손바닥을 사용해 안쪽 눈의 모서리를 따라 위의 눈두덩이까지 자극한다.

9. 소장(小腸)의 반사구

소장의 반사구는 양쪽 눈 눈시울 아래에 위치해 있다. 다시
말해서 간담구역의 수평선상, 광대뼈의 안쪽, 눈의 바로 아
래에 위치해 있다. 광대뼈 아래쪽부터 콧등 아래쪽에 큰 U
자로 평행한 곳에, 약간 안쪽으로 치우친 작은 U자 모양이
있는 곳이 소장을 대표한다.

이 부위에 붉은 핏줄, 여드름, 반점, 점이나 통증이 있다면
소장의 흡수 기능이 좋지 않다는 것을 말하는 것이며 일반적
으로 신체가 마를 수 있다.

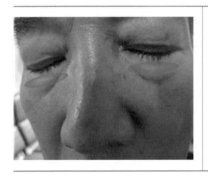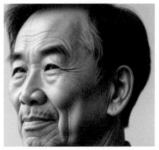

안면관찰

노인의 아래 눈두덩이가 비교적 크고, 나이를 먹을수록 점점

아래로 축 처지게 되는 것은, 노인의 소장 흡수 능력이 나빠진 상태를 나타낸다.

소장의 반사구가 만약 부어오른다면, 이것은 소장에 가스가 가득하다는 의미가 된다.

반사구의 색깔과 광택이 빛나고 하얗다면, 이것은 소장의 흡수 능력이 좋지 않다. 반사구의 주름, 반점이 많다면 소장의 기능이 저하되었다는 말이다. 반사구의 색깔과 광택이 어둡고 빛이 나지 않는다면, 이것은 소장의 연동 운동이 좋지 않음을 나타낸다.

또한 이 부위에 붉은색 핏발, 여드름, 반점, 사마귀가 나타난다면 소장의 흡수 기능이 좋지 못하다는 말이며, 변비 혹은 하루에 2회 변을 눈다.

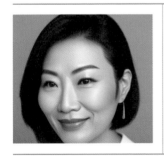
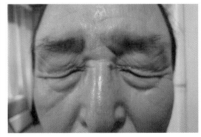

파동자극

소장의 반사구를 파동자극을 하면 소장의 기능이 좋지 않은 사람에게는 어느 정도 건강을 향상 유지시켜 주는 효과가 있다.

특히 소화불량, 설사 등의 소화계병증을 치료하는 데에 비교적 효과가 있다. 그래서 소화흡수와 연관이 있는 문제, 예를 들어 복통, 배에 가스가 차는 것 등은 모두 반드시 소장의 반사구를 파동자극해야 한다. 중지손가락의 안쪽을 사용해 가볍게 소장의 반사구를 좌우로 당겨준다.

앞 팔뚝 정중앙 바로 아래부터 손목까지 쓸어내리면 소장의 활성화에 많은 도움이 된다. 위에서 내려온 음식물의 흡수가 원활하게 되니, 먹어도 살이 안 찌는 서글픈 현상이 해소되고, 복부에 가스가 차지 않게 된다. 또한 변비 증상도 해결된다.

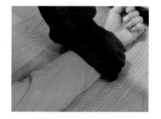

※ 먹어도 살이 찌지 않는 또 다른 원인은 위장 기능은 건실하지만, 비장의 기능이 떨어지는 경우임을 인지하고 비장 기능의 원활함을 위해 황색식물 (늙은 호박, 서숙, 노랑고구마) 위주로 음식섭생하는 것이 좋다.

10. 간(肝)의 반사구

간의 반사구는 심장 반사구의 아래, 코의 위, 다시 말해서 외이도(外耳道)와 코의 중간선이 교차되는 점에 위치해 있다.

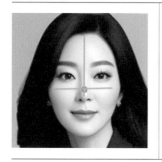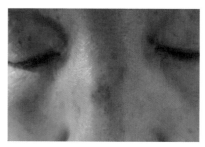

안면관찰

간의 반사구 중간이 비대하며 붉은 황색을 띄는 것은, 지방 간이 있다.

반사구가 파랗게 변했거나 어두워져 반점이 있다면, 이 또한 지방간이다.

간의 반사구에 반점 혹은 여드름이 있다면, 간에 화(火)가 심 하다는 의미이다. 정서불안, 갱년기 등일 것이다.

간의 반사구가 붉게 된다면, 간 기운이 지나치게 위로 치솟 아 오른 상태다.

간의 반사구가 어둡다면, 이것은 간의 기운이 뭉쳐져 점차 굳어져 간다는 의미이다.

태양혈에 반점이 있으면, 간 기능이 약하다는 것을 나타낸다. 콧대가 높은 곳에 반점이 있다면 간에 화가 왕성하고 정서 불안, 갱년기 등이 있을 수 있다.
만약 이 두 곳 모두 뚜렷한 반점이 있을 뿐만 아니라 얼굴색이 어두컴컴하고 보기 흉하며 비교적 수척하다는 것은 이 사람에게 간질환(간염 혹은 간경화)이 있다는 것을 의미한다.
양쪽 눈썹 중앙에 점이 있고 안구가 노랗게 변하며, 안색이 노랗게 변하는 것은 B형 간염이다.

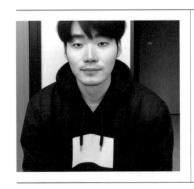 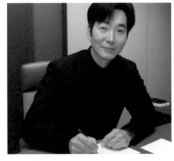

파동자극

간은 주로 피를 저장한다. 간이 피를 저장한 후에야, 신체가 정상적으로 작동한다. 사람이 사물을 볼 수 있는 것은, 피의 작용 때문이다. 따라서 간은 눈에 혈액을 제공한다.

눈이 아플 때는, 간의 반사구 혹은 대응자리를 가볍게 파동 지압으로 자극해도 된다. 간은 또 뭉쳐 있는 기운을 풀어서 소통시키는 기능을 한다.

만약 이 기능이 정상적이지 않다면, 인체 내에서 기운 소통이 원활하지 않고 간기울결(肝气郁结) 상태가 된다.

이 경우에는 바로 가슴이 답답하고 유방이 팽창하고 통증이 생기는 증상이 생기게 된다. 이때는 간의 반사구에 파동지압 자극을 해야 한다.

자가치유

간 기능에 이상이 오면, 바로 인접하고 있는 대장에도 부정적인 영향을 미친다.

대장 속 음식 잔여물이 굳어지게 되고, 이에 따라 정체현상이 발생하게 되어 점차 아랫배가 차가워진다.

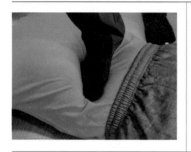 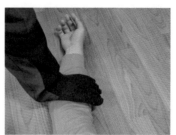

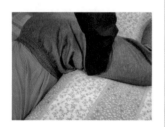

이럴 경우에는, 바로 복부위에서 신통약발을 해도 좋지만, 좀 더 간단한 것은 장경인대를 쓸어주면서 삼음교 혈(穴)자리를 신통약발로 정좌동 자극을 해주면 간의 통증, 급성 만성 간염, 가슴의 통증, 가슴이 답답하고 가스가 차는 것, 위의 통증, 눈의 통증이 사라지고 자연치유가 될 수 있다.

간과 담낭의 관계

간과 담낭은 짝꿍관계로, 생리적 관계 또한 매우 밀접하다. 간은 정화 작용을 하고, 담낭은 막히는 것이 없도록 한다. 담즙의 정상적인 분비는 간의 정화 작용에 의지한다. 간 기능에 이상이 오면, 반드시 담즙의 분비와 배설에도 영향이 간다. 반대로 담즙 배설이 원활하지 않아도 간의 정화 작용에 영향을 줄 수 있다.

기능적으로 보면, 담낭은 간의 좋은 협력자이기도 하다. 간이 분비하는 담즙은 담낭에 저장되고, 우리가 음식을 먹기 시작할 때 담낭은 수축하기 시작해, 담즙이 장으로 흘러가 지방의 소화를 돕는다. 간과 담낭은 사실 좋은 것과 나쁜 것 모두를 공유하는 기관이다. 간질환이 담낭에 영향이 가는 경우가 많고, 담낭의 질환 또한 간에 영향을 주는 경우가 많다.

간질환이 있는 사람은 담결석에 걸리기 더 쉽다. 담결석 · 담도(膽道)회충증 · 종양도 세균이 거꾸로 올라가 간과 전신에 감염되게 한다.

간과 비장의 관계

간과 비장은 정화와 운화, 혈액의 생성과 저장의 관계가 있

다. 비장의 운화는 간 기운의 흐름에 의지하고 간의 정화와
장혈(藏血), 또한 비장과 위의 도움이 필요하다. 만약 혈액을
생성하는 비장이 건강하지 않다면 간은 혈(血) 부족상태를
일으킨다.

간기가 뭉치고 정화 작용이 제대로 되지 않으면 비장과 위에
영향을 끼쳐, 운화가 제대로 되지 않고 소화 기능 저하, 식
욕부진을 일으키며 간과 비장이 같이 작동하지 않게 된다.

비장과 위의 습열이 간담에 미치면, 간의 정화 작용에 불리
해 황달을 일으키게 된다. 이로써 간병은 비장으로 전달될
수 있고 비장의 병 또한 간으로 옮겨올 수 있으며, 간과 비
장은 서로 영향을 끼친다는 것을 알 수 있다.

간과 신장의 관계

간과 신장은 주로 혈액과 정기를 저장하는 관계이다. 간은
혈액을 저장하고 신장은 정기(精氣)를 저장한다. 간과 신장
은 같은 원천에서 나와, 정과 혈은 서로 영향을 준다. 이 두
기관은 서로 의존하고 도움을 준다.

만약 신장에 음기(陰氣)가 부족하고, 간이 영양을 잃으면 간
의 음기가 부족해지고 양기가 상대적으로 강해진다. 반대로
간의 양기가 오래 왕성하고 음기가 약해져도 신장은 음기 손

상을 일으켜 두통, 현기증, 무릎과 다리 통증, 요탁, 부종 등 증상이 심해질 수 있다. 이러한 관계는 여성의 생리와 남성의 정자 배출 기능으로 주로 표현된다.

간과 심장의 관계

심장은 혈맥을 주관하고, 간은 혈액을 저장한다. 신장은 신경을 주관하고, 간은 정화를 주관하며 감정을 통창케 한다. 그래서 심장과 간의 관계는 주로 혈액과 정신, 감정 부분으로 나타난다.

(1) 혈액 방면

심장은 혈을 주관하고, 혈액이 경맥 내에서 쉬지 않고 움직이도록 동력을 공급한다. 간은 혈액을 저장하여 혈액을 보관하고 전신의 각 장기, 조직, 기관의 혈액 양의 분포를 조절한다. 심장과 간, 두 장기는 서로 도와서 혈액의 정상적인 운행을 함께 유지한다. 혈액이 충분해야 심장이 주관하고, 간이 저장할 것이 생긴다.

(2) 정신과 감정 방면

심장은 정신을 주관한다. 심장은 오장육부의 총사령관으로,

정신은 심장에 의지한다. 간은 정화 작용을 하고, 감정을 조절한다. 정신과 감정의 활동은 모두 혈액을 물질적인 기초로 한다. 심장과 간 두 장기는 혈액 운행 방면으로 밀접한 관계가 있다.

심장과 간은 인간의 정신과 감정 활동을 조절한다.

심장과 간은 서로 영향을 준다. 심장과 간은 혈액이 부족할 때 서로 영향을 미친다. 심계 항진, 안색이 좋지 않음, 설질이 옅음, 맥이 얇고 힘이 없음, 어지럼증, 현기증, 부녀의 월경량이 적어짐, 불면증, 다몽(多夢) 등으로 나타난다.

간과 폐의 관계

간은 혈을 저장하고 폐는 기를 저장하며, 간기와 폐기의 상하음양이 높고 낮아져 인체의 기의 정상적인 움직임을 유지시킨다. 기혈의 운행은 심장이 주관하지만 폐의 치절, 간의 정화작용의 제약이 있어야 하고, 이 두 장기가 전신의 기혈 운행에 미치는 영향 또한 어느 정도 있다. 간과 폐는 서로 영향을 끼친다.

기의 움직임에 이상이 생기면, 간기가 뭉치고 간화가 폐에 영향을 주어 옆구리 통증, 쉽게 화남, 기침, 각혈 등 간화가 폐에 미치는 증상이 나타나게 된다.

반대로 폐의 열이 간으로 내려가는 것 또한 간에 영향을 주어 정화 작용이 어려워지게 된다. 이런 상황에 처하게 되면, 기침을 하면서 가슴과 옆구리의 통증과 부음, 두통, 어지럼증, 얼굴과 눈이 붉어지는 등 폐로 인해 간(肝)이 상하는 증상이 나타나게 된다.

11. 쓸개(膽 담)의 반사구

쓸개와 간은 서로 옆에 위치해 있다. 쓸개의 반사구는 간의 반사구 양측, 즉 바깥쪽에 위치해 있다. 다시 말해서 간구역의 평행선의 양측, 코의 가장자리 지점이다.

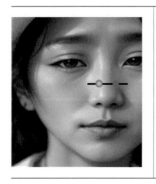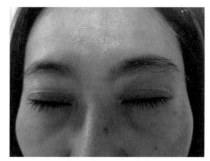

안면관찰

담(쓸개)의 반사구가 붉고 부어오른다면, 이것은 급성 담낭염이다. 쓸개의 반사구에 검은 반점이 생기면, 이것은 만성 선천성 담낭염이다.

이 부위에 붉은 핏줄의 형태, 여드름이 있거나 아침에 일어났을 때 입 안이 쓰다면 담에 가벼운 염증이 생겼다는 뜻이다.

반점이 있으면 담낭염이 있을 수 있다. 이 부위에 세로 주름이 있거나 웃었을 때 세로 주름이 있다면, 담낭 기능에 문제가 있다.

이 부위에 점이나 검은 얼룩이 있다면, 간 기능이 선천적으로 부족하다는 의미이다. 오른손을 오른쪽 옆구리(담은 바로 이 부위에 위치해 있다)에 대고 왼손으로 주먹을 쥐고 오른손등으로 때렸을 때, 이 부위가 아프면 담낭염이고 심하게 찌르는 듯한 통증이 있다면 담석일 수 있다.

담에 문제가 있는 사람은 비만일 수 있다. 눈 아래의 담반사구에 뚜렷한 반점이 있거나 점이나 검은 얼룩이 있는 것은 담석이다.

눈두덩이가 어둡다는 것은 그만큼 담이 나쁘다는 것을 증명한다.

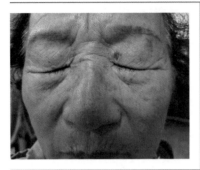
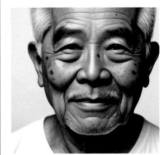

만약에 이 부위에 붉은색의 핏발, 여드름 혹은 아침에 일어
난 뒤에 입에서 쓴맛이 난다면, 이것은 담(膽) 부위에 가벼운
염증이 났다는 의미로 해석한다.

자가치유

쓸개의 반사구를 파동자극하면 간과 쓸개의 엉킨 상태를 해
소하고, 쓸개의 통로인 담도(膽道)를 원활하게 해주는 작용
이 있다. 파동자극을 할 때는, 엄지손가락 바닥으로 어루만
지듯이 문지른다.
쓸개즙의 분비가 정상적이지 않아 관리를 할 때에는 반드시
간의 반사구, 소장의 반사구와 척추 반사구의 흉추 부분과
같이 결합해서 관리해야 한다.

12. 비장(脾臟)의 반사구

비장의 반사구는 코끝에 위치해 있다. 간의 구역 아래에 위치하고 있다.

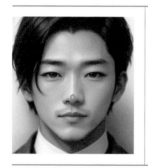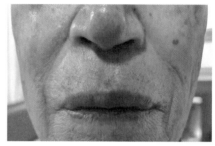

안면관찰

비장의 반사구가 어둡다면, 이것은 간 기운이 뭉쳤다는 의미이다. 비의 반사구가 붉게 변한다면, 이것은 간의 양기가 위로 치솟는다는 의미이다.

비의 반사구가 황색, 청색으로 변한다면, 이것은 급성 간염이다. 비의 반사구의 중간이 비대해지면서 붉은 황색을 띤다면, 이것은 지방간이 있다. 비의 반사구가 양쪽으로 늘어져있다면, 이것은 선천성 간질환이 있다.

NOTE 1 : 만약에 이곳이 붉어지거나 술에 만취했을 때의 색깔의 코를 가지고 있거나 코가 부어오르는 사람은, 비장에 열(熱)이 있거나 허약하거나 비장이 큰 것으로, 일반적으로 머리가 무겁다고 느끼게 되며 볼에 통증을 느낄 수 있고 마음이 답답하다고 느낀다.

NOTE 2 : 만약에 이곳이 노랗게 되고 비장이 허약하면, 땀을 많이 흘리고 바람을 싫어하며 사지가 나른해지고 권태롭고 음식을 잘 먹지 않는 등의 현상이 나타날 수 있다.

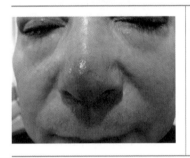
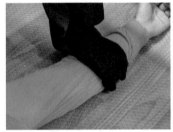

파동자극

흔히 "비장은 후천지본으로, 혈기의 근원이다"라고 말한다. 인간이 태어난 후에, 모든 생명활동은 모두 후천의 비장과 위의 영양분의 섭취에 의지한다.

선천적으로 부족한 것은 후천의 영양 공급을 통해 수명을 연장시킬 수 있다. 반대로 선천적으로 충분하다 해도, 비장과 위의 조절과 영양을 중시하지 않는다면 병이 생기고 수명을 감소시킨다.

비장은 매우 고운 물질을 전신의 각 장부조직의 기능으로 운송시킨다. 이러한 활동은 모두 비의 기(氣)가 충족하고, 비의 기가 튼실해야 한다. 비장의 반사구를 파동자극하면 비장이 허약한 사람에게 비장의 기를 보충하는 효과를 얻을 수 있다. 파동자극을 할 때 중지의 안쪽바닥으로, 시계방향을 향하여 가볍게 코끝을 누른다. 장기간 관리를 하면 효과가 더욱 좋다.

신통약발 자가치유

비장의 기운과 기능에 문제가 생긴다면, 소화계통에서 이상 상태가 나타나게 된다. 사람이 곧바로 복부 팽창, 식욕부진, 소화불량이 생긴다. 이럴 때는 비장의 대응자리를 파동자극하면 위의 증상들을 해소할 수 있다.

13. 위(胃)의 반사구

위의 반사구는 비(脾)의 반사구 양쪽에, 즉 콧망울 있는 곳에
위치해 있다.

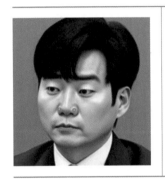 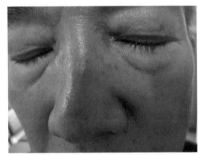

안면관찰

양쪽 콧망울이 한쪽은 크고 한쪽은 작으면, 이것은 위하수
증상이 있다.

위의 반사구가 하얀색으로 또 차갑게 변한다면 이것은 위가
차가워진 상태이고, 검홍색으로 변한다면 이것은 위에 열이
있는 상태이다.

위의 반사구에 반점이나 얼룩이 있고, 또한 크다면 이것은
궤양병이 있다는 것을 나타낸다. 위의 반사구가 딱딱해지고

부어오르면, 이것은 소화불량이 있다는 표식이다. 위 반사구에 뭔가 나 있고, 부어오르고 아프다면 이것은 위에 병리변화가 있다는 것을 의미한다.

① 이 부위가 붉어지면, 위화(胃火)이며 쉽게 배고프고 입 냄새가 난다.

② 이 부위에 비교적 심각한 붉은색 핏발이 있다면, 일반적으로 위염이다.

③ 비익(콧망울) 부위가 시퍼런 사람은 대개 이전에 위가 아팠으며, 병근을 형성하여 위축성 위염을 일으킬 수 있고, 위축성 위염이 위암을 일으킬 가능성이 비교적 크다.

④ 비익이 얇고 골이 깊다는 것은 위축성 위염이 있다는 것을 말한다.

⑤ 밥을 먹기 전에 위가 아프면 일반적으로 위염이다.

밥을 먹은 후 1~2시간 후의 복통은 위궤양이다. 압통점은 복부의 정중앙이나 약간 왼쪽에 치우쳐진 곳에 위치해 있다. 밥을 먹은 후 2~4시간 후 복통은 십이지장 궤양이다. 압통점은 두 줄의 늑골 가운데 명치 가까이에 위치해 있으며, 마치 바늘로 찌르는 것과 같다. 심한 경우 등까지 아프며, 압통점은 복부에서 약간 오른쪽에 치우쳐진 곳에 위치해 있다.

비익이 회청(灰靑)색을 띠면 위가 차가워진 상태로 악수를 할 때면 손가락 끝이 차갑게 된 것을 느낄 수 있다. 이런 사람은 감기에 걸리고, 배가 아프고 설사 증세 등을 겪는다.

파동자극

위는 후천지본으로 인체의 성장 발육, 신체의 정상적인 운행에 필요한 영양물질을 비와 위를 통해 공급되도록 유지시킨다. 위는 정혈(精血)을 만드는 원천이며 육부(六腑) 중에 큰 바다와 같이, 육부의 운화는 모두 위가 소화하고 흡수할 수 있느냐에 있다. 위가 좋고 나쁨과 운화가 정상적인지 정상적이지 않은지는 인체에 거대한 영향을 끼친다.

위의 반사구를 파동자극하면, 위의 통증 · 팽창 · 냉증 등의 병증을 치료할 수 있다.

예를 들어 너무 많이 먹었을 때, 위가 팽창했다고 느낄 때, 위가 불편하다고 느낄 때, 그저 엄지손가락과 집게손가락으로 비익의 양측을 꼬집고 가볍게 들어올리고 내리는 것을, 2~30회 정도 하면, 명확하게 위의 부위가 편안해지는 것을 느낄 수 있다.

위한(胃寒)이 있다면 자주 집게손가락, 엄지손가락의 바닥(指腹)를 사용해 비익 양측 위의 반사구를 만져 주면 위의 부위가 따뜻해진다.

자가치유

양 앞 팔뚝 중간 가운데, 그리고 손바닥 가운데 자리는 위 (胃)의 대응자리이다. 신통약발로 두 팔을 옆으로 나란히 자세를 취하게 하여 앞 팔뚝 중간 부분부터 손바닥까지 쭉 자근자근 쓸어 주는 것이 위(胃)건강을 유지하는데 아주 좋다.

모든 질병을 자가치유하는데 반드시 필수적으로 포함되는 자리가 바로 위(胃) 대응자리로서 만병통치 자리다. 간도 치료하고 신장도 치료하고 위장도 치료하고 하는 자리다.

장을 다 풀어주었는데도 장이 자꾸 막혀 변비가 계속될 때 마지막으로 사용하는 자리다. 우리 몸의 중심이 되는 자리가 위장자리다.

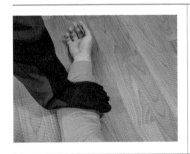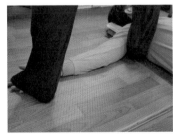

14. 췌장의 반사구

췌장의 반사구는 코끝의 양측에 위치해 있다,

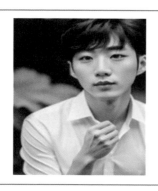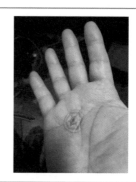

안면관찰

췌장의 반사구에 붉은색의 반점이 나타나고 바늘로 찌르는 듯한 통증이 동반되면, 이것은 췌장에 병리변화가 있다는 말이다. 췌장의 반사구의 모세혈관이 확장된다면 이것은 고혈압, 동맥경화가 있다는 말이다.

파동자극

췌장의 반사구를 파동자극하고 약물치료를 보조로 하면 혈당(血糖)을 조절할 수 있다.

왜냐하면 췌장은 내분비와 관계있는 것을 제외하고도, 소화 계통과도 연결이 되어 있다. 그래서 우리가 내분비와 소화계통의 질병을 조절할 때 췌장의 반사구를 이용해도 된다.

신통약발 자가치유

신통약발로 인슐린 조정 핵심인 췌장을 활성화하려면, 척추 반사구 전체를 위에서 아래로 쓸어내리는 것이 가장 효율적이다.

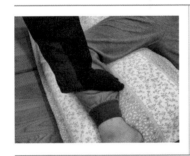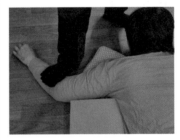

▶ 정강이뼈와 앞팔뚝뼈는 척추의 반사구이기도 하다. 척추 반사구의 중간 부분을 신통약발로 밟아주면 소화기계통, 특히 췌장 기능의 활성화에 크게 도움이 된다.

15. 신장(腎臟)의 반사구

신장의 반사구는 귓불의 앞쪽에 위치해 있다. 광대뼈에서 귀 사이까지, 귓불구역은 신장을 대표한다. 즉 교합(咬合)의 동작을 할 때 아래턱뼈가 활동하는 부위이다. 반사구역은 눈 바깥쪽의 평행선과 귀의 중간 부위에서 일직선으로 내려오는 곳과 교차하여 턱까지 내려오는 부위다.

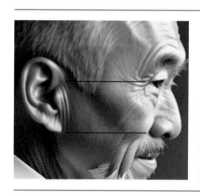 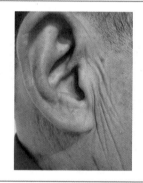

안면관찰

요즘 환자들 대부분은 신장 관련 반사구에 이상이 나타나는 경우가 많아 좀 더 자세히 적어본다.

① 신장의 반사구가 청백색으로 변한다면, 이것은 신장의 기운이 떨어지면서 차가워진 상태임을 나타낸다.

② 신장의 반사구가 어둡게 변하고 귓바퀴가 검게 변한다면, 이것은 신장의 기능이 쇠약함을 나타낸다.

③ 신장의 반사구의 주름이 점점 많아지고 약간 붉게 된다면, 이것은 신장의 양기가 허약함을 나타낸다. 신장의 반사구가 붉은색을 띤다면, 이것은 신장염이다.

④ 이 부위에 붉은 핏줄, 여드름, 혹은 반점이 있다면 이 사람은 신장이 허약한 상태이고, 허리와 다리가 뻐근함을 느끼게 된다.

⑤ 이 부위에 짙고 큰 반점이 있다면, 신장결석일 가능성이 높다.

⑥ 이 부위에 점이나 검은 얼룩이 있다면, 이 사람의 신장 기능이 선천적으로 부족하다는 말이며 허리, 다리 및 등이 시큰거리는 것도 있을 수 있다.

신장이 허약하면 방광, 생식계통, 성선(性腺) 등의 질환을 일으킬 수 있다.

눈가에 깊은 잔주름이 있고, 귀 옆에 세로 주름이 있는 것도 역시 신장이 허약하다는 것을 나타낸다.

신장 부위에 점이나 검은 얼룩이 있고 뇌 부위의 세로 주름이 매우 깊다면, 이것은 고혈압을 앓고 있다는 것을 말하며 앞으로 '뇌 혈전'에 걸릴 것을 나타낸다.

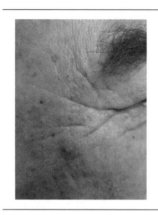 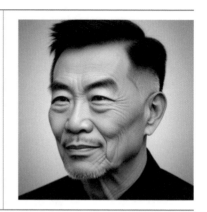

자가치유

신장 반사구를 정작동 자극하면 신장이 허약한 것이나 허리의 통증을 앓고 있는 사람에게 신장에 기를 더해주고, 신장을 따뜻하게 하고 정(精)을 강화하는 작용을 해주며 요통, 오줌줄기가 약한 증상, 신장병 등의 병을 치료한다.

신장을 보신하며 건강을 지키려 파동자극을 할 때, 집게손가락의 바닥으로 힘을 줘 시계방향으로 위에서 아래로, 신장의 반사구를 가볍게 문질러 주면 점진적으로 등 전체에서 모두 열이 나는 것을 느낄 수 있다.

이 밖에도, 신장의 반사구를 정작동 자극하면 간의 화기를 낮춰준다.

신통약발

신장 기능이 약해졌거나 이상이 있다고 판단이 되면, 새끼손가락 둘째 마디를 신통약발하면 좋다.

손바닥 생식기영역 윗부분이 신장영역이므로 여기서부터 생식기구역, 방광구역까지 신통약발로 상하로 쓸어 주면서 정작동 자극하는 것이 좋다.

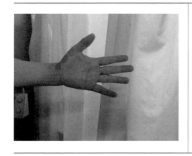 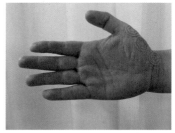

16. 부신(副腎)의 반사구

부신의 반사구 위치는 해부학의 원리에 따라, 신장의 위쪽은
부신으로, 부신의 반사구는 자연적으로 신장의 반사구 위쪽
에 위치해 있다.

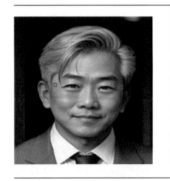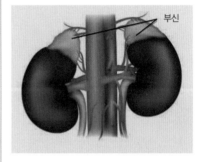

안면관찰

부신의 반사구가 어둡게 된다면, 이것은 내분비 문란이 있다
는 말이다. 부신의 반사구가 붉게 변한다면, 이것은 혈압이
높아지고 쉽게 불면증에 시달리게 된다.

파동자극

부신은 인체의 중요한 내분비기관이다. 따라서 부신의 내분

비는 심장에 영향을 끼친다. 우리가 이 구역을 파동자극하면, 심장박동이 빨라지며 심장박동이 과도하게 느린 사람을 구급하는 데에 효과가 있다.

부신의 반사구를 파동자극하면 내분비 밸런스 붕괴, 심장박동이 과도하게 느린 것, 불면증 등에 모두 도움이 된다. 파동자극을 할 때는 양쪽 집게손가락의 바닥 꼭지(指尖) 쪽으로 힘을 가해 위로 민다. 이러면 부신의 분비를 자극할 수 있다.

자가치유

부신은 신장 대응자리 바로 위에 있으므로, 신장치료 부위를 넓게 상하로 밀어주는 신통약발 폭을 넓히는 것이 부신 자가치유 효과를 높이는데 핵심이 된다.

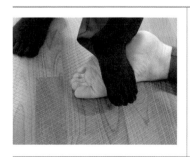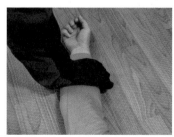

17. 방광(膀胱)의 반사구

방광의 반사구는 코 아래, 인중 양쪽 콧부리 부위에 위치해 있다. 동시에 자궁, 전립선의 반사구이다. 이 부위에 붉은 핏줄, 여드름, 종기 등이 보이면 방광염이 있다는 말이며, 소변이 붉고 누렇게 나오며 빈뇨 증상이 나타나면 허리 쑤심을 일으킬 수 있다. 여성의 콧부리가 빨갛지만 소변이 잦지 않고 콧등뼈 전체가 빨갛게 되면 비염이다. 인중과 콧부리 부위의 3등분 바로 윗부위다.

방광 반사구 바로 아래 윗입술 정중앙 [M]자의 입술선이 희미하거나 끊겨져 있을 경우에는 자궁 이상으로 수술을 한 경우가 많다.

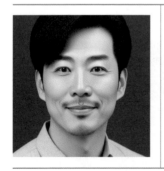
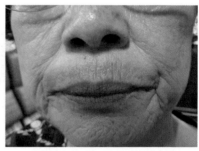

안면관찰

인중이 깊고 넓고 색깔과 광택이 밝다면, 생식 기능이 왕성하다. 여성의 방광 반사구의 양측에 검은 반점이 있다면 이것은 월경이 정상적이지 않고, 검은 털이 많다면 체내에 남성 호르몬 분비가 과도하다는 말이다.

인중이 평탄한 것은 생식 기능의 감퇴를 말한다. 남성의 인중이 부으면, 이것은 전립선 증식을 의미한다.

인중에 붉은 종기가 있으며, 간지럽다는 것은 방광염이 있음을 나타낸다.

NOTE 1 : 이 부위가 붉어지고 붉은색 핏발이 있고 여드름, 종기가 생기고 소변이 적황색을 띠며 빈뇨(尿频), 요급(尿急) 등의 증상이 있다면 방광염을 앓고 있다는 증거가 된다.

NOTE 2 : 이 부위가 붉어지지만 빈뇨와 급박뇨가 없고, 전체 코뿌리가 붉어진다면 비염이 있다는 흔적이 된다.

파동자극

손바닥 정중앙 끝에 있는 방광의 반사구를 신통약발로 파동자극하면 남성과 여성의 요로계통 질병에 모두 보조적인 치료효과가 있다. 월경통, 전립선 비대, 급성 허리삠 등의 병증을 개선할 수 있다. 밀당지압 자극을 할 때는 양손의 중지, 집게손가락의 바닥으로 위에서 아래로, 나선형으로 문질러준다.

자가치유

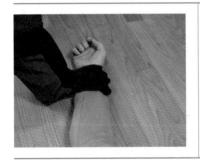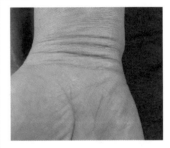

손목에 가로 주름이 3선(線) 이상이 나타나는 경우는 전립선 비대 전립선암일 가능성이 높다. 이런 경우는 신통약발과 레이저 침구방식을 사용하면 호전이 된다.

18. 오줌관(輸尿管)의 반사구

오줌관의 반사구는 신장의 반사구에서 약간 아래로 기운 곳에서 방광의 반사구와 연결되어 있는 직선에 위치해 있다.

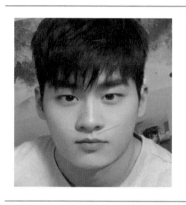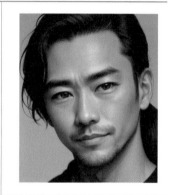

안면관찰

한쪽의 오줌관의 반사구 안에 점 혹은 사마귀(하지만 여드름은 포함하지 않음)가 있거나 만졌을 때 알갱이 같은 게 있다는 느낌이 든다면, 이것은 그쪽의 오줌관이 원활하지 않다는 말이다.

한쪽의 오줌관의 반사구에 어두운 붉은색이 나타난다면, 이것은 그쪽의 오줌관염이 있다는 말이다. 한쪽 오줌관의 반사

구가 어두운 검은색을 띤다면, 그쪽의 신장에 문제가 있다는
말이다.

파동자극

오줌관의 반사구를 파동자극하면 오줌관의 결석, 신장결석
등의 질병에 일정한 보조적인 치료 작용이 있다. 요급(尿急,
빈뇨, 요통 등의 증상을 완화시킬 수 있다. 밀당지압 자극을 할 때는 양손
의 중지, 집게손가락의 안쪽(指腹))으로 신장의 반사구에서 윗입술
까지 민다.

자가치유

신장 기능이 떨어지거나 요도, 전립선 기능이 떨어지면 오줌
누기가 곤란해진다. 이럴 경우에는 옥수수 수염을 차로 달여
마시면서 신장 반사구역을 신통약발하면 해결된다.

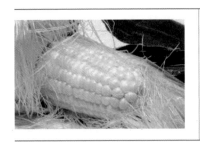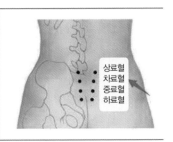

▶ 신통약발로 신장 기능이 악화된 환자는 엎드려놓고 천골
  (차료혈) 부위를 압박 자극해 주면 신장 기능이 좋아질 뿐
  만 아니라 좌골신경통, 월경불순을 비롯한 여성질환, 고
  환염, 소변장애, 변비, 치질 증상까지도 호전된다.

19. 대장의 반사구

광대뼈 아래쪽부터 코 아래쪽 큰 U자 모양으로 평행한 곳
이, 약간 바깥쪽으로 치우친 측이 대장을 대표한다. 반사구
역은 광대뼈의 아래쪽의 바깥쪽에 있다.

오른쪽 턱부터 광대뼈까지는 상행결장을 대표하며, 오른쪽
광대뼈부터 왼쪽 광대뼈까지는 횡행결장을 대표한다.

아래방향으로 차례대로 하행결장, S자결장, 왼쪽 입꼬리를
가로질러 아랫입술의 정중앙 아래까지는 직장, 항문을 대표
한다.

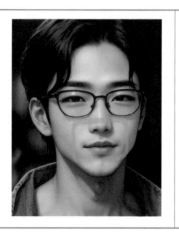
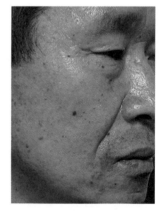

안면관찰

대장의 반사구에 수많은 작은 붉은 점이 나타난다면, 이것은
열이 있다는 흔적이다.

아랫입술이 바깥쪽으로 뒤집혀진 상태에서 양쪽 광대뼈가
어둡고 붉으면, 이것은 습관성 변비가 있으며 치질을 동반한
다.

입술 아래가 붉고 붓고 여드름이 생기는 것은 항문이 붉고
붓고, 염증이 생겼다는 의미다.

좌우 얼굴의 크기가 일치하지 않는다면, 대다수는 하행결장
운동에 문제가 있다.

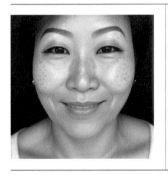 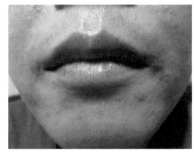

만약 이 부위에 붉은 핏줄, 여드름, 반점, 점, 검은 반점이
있다면 이것은 이 사람의 대장의 배설 기능이 좋지 않고 일

반적으로 변이 건조하거나 변비 증상이 나타날 수 있다. 이 부위에 반달 모양의 반점이 있다면 이것은 변비나 치질이 있음을 나타낸다.

콧부리 아래 부위 선과 바깥 눈가의 아래로 향하는 수직선이 만나는 지점은 직장의 반사구이다. 이곳에 반점이 있으면 치질을 앓고 있는 것이며, 이곳이 붉어지거나 흰점이 있으면 직장암이 발생할 가능성이 있다.

파동자극

대장의 반사구를 신통약발로 파동자극하면 장운동을 증강시켜 변비, 설사, 장폐색증 등의 항문과 장의 질병에 매우 좋은 치료효과를 얻을 수 있다.

예를 들어 한 끼에 너무 많이 먹어 배가 팽창해졌다고 생각하거나 며칠 동안 야채를 조금 먹어서 변비가 생겼다면, 대장의 반사구를 파동자극해도 된다. 파동자극을 하는 방법은 가벼워야 한다.

자가치유

아랫배가 아픈 경우는 대부분 대장에 이상이 있기 때문이다.

퇴행성 무릎 관절염이 오면 아랫배 내장, 특히 대장이 안 좋은 것이 큰 원인이 된다.

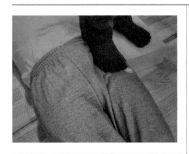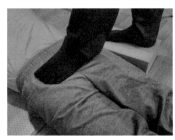

때문에 대장을 치료하려면 허벅지 안쪽, 골반능 안쪽의 장요근을 신통약발로 풀어주면 아랫배의 거북함이 없어지고, 배변도 원활해진다.

허벅지 정작동 자극을 통해서 골반을 거쳐 대장으로 전달되면 대장 기능이 좋아지고 가스흡수가 촉진되어 대변이 순조롭게 배설되기 때문에 매우 효과적이다.

20. 척추(脊椎)의 반사구

척추의 반사구를 전체 아래턱으로 정했다. 아래턱의 중간지점에서 시작해 좌우로 나누어 아래턱뼈의 바깥쪽을 따라 아래턱의 귀뿌리까지다. 순서는 경추, 흉추, 요추, 천골과 꼬리뼈다. 경추, 흉추, 요추는 아래턱에서 멈추고, 이어서 천골, 꼬리뼈다. 척추의 반사구는 동시에 척추 신경의 반사구다. 교차 반사 원리에 따라 좌측은 오른쪽의 척추신경을 대표하며, 오른쪽은 왼쪽의 척추신경을 대표한다.

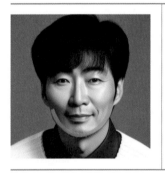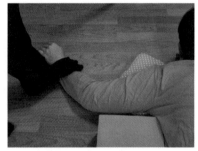

안면관찰

아래턱이 기형인 것, 예를 들어 아래턱 한쪽이 크고 한쪽이 작으면 대다수는 오래 묵은 척추 병리변화다.

척추 반사구에 붉은색의 반점이 있다면, 염증이 있다는 흔적이다.

척추 반사구에 검은색의 반점이 있다면, 오래전의 상처 흔적이다.

척추의 반사구를 만졌을 때 결절, 모래알 같은 느낌이 만져진다면 구체적으로 대응하는 위치에 근거해, 위로 올라가는 척추의 병리변화를 나타낸다.

파동자극

척추의 반사구를 신통약발로 파동자극하면 급성 만성 경추, 요추 병을 앓고 있는 환자를 구급치료하고 건강유지 양생효과를 얻을 수 있다. 밀당지압으로 자극을 할 때는, 양손 집게손가락으로 손끝을 세워 아래턱의 가운데 지점에서 양측으로 나누어 긁는다. 집게손가락의 끝에 힘을 가해 곧바로 위로, 아래턱까지 그리고 다시 아래턱에서 아래턱의 바깥쪽을 따라 위로 귓등까지 한다.

자가치유

가운데 손가락부터 손목까지 영역에 「경추-흉추-요추-골반」이 대응자리로 남아 있다. 이 대응자리를 신통약발로 관리하면 자가치유도 얼마든지 힘들이지 않고 관리할 수 있다.

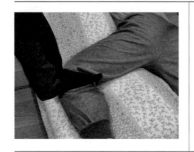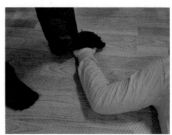

▶ 아랫다리 정강이뼈, 앞팔뚝뼈 역시 척추의 대응자리이므
로 위에서 아래로 가볍게 쓱쓱 밀어내는 신통약발만으로
도 척추건강에 크게 도움이 되므로, 오장육부의 활성화
가 동시에 이루어진다.

21. 어깨의 반사구

어깨의 반사구는 바깥눈의 모서리 아래쪽의 광대뼈 아래쪽 가장자리에 위치해 있다.

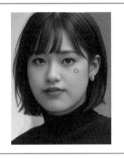 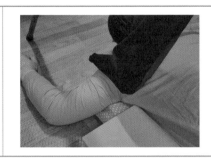

안면관찰

어깨의 반사구에 점 혹은 사마귀가 있다면, 이것은 어깨 부위의 오래되어 난치성으로 변한 병리변화다.

어깨의 반사구에 여드름 혹은 만졌을 때 알갱이 같은 것이 있는 느낌이 든다면, 이것은 어깨 부위에 새로운 병리변화가 생겼음을 나타낸다.

파동자극

어깨를 신통약발로 파동자극하면 어깨가 불편한 것을 보조적으로 치료하는 작용이 있다. 결합조직을 건강하게 하는 작용이 있다. 어깨통증, 어깨주위 관절염, 경추증후군, 굴신불리 등의 병증을 치료할 수 있다.

어깨 부위가 불편할 때, 얼굴 부위에 위치해 있는 어깨의 반사구를 밀당지압으로 자극하면 이 문제를 해결할 수 있다. 자극을 할 때 엄지손가락 혹은 집게손가락 안쪽으로 힘을 가하기 시작하여 점진적으로 힘을 더한다. 너무 힘을 세게 할 필요는 없다.

자가치유

요즘은 직장 내 스트레스, 책상 앞 컴퓨터 작업량 급증 등의 영향으로 인하여, 어깨통증을 호소하는 경우가 많다.

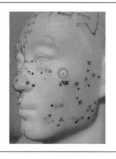 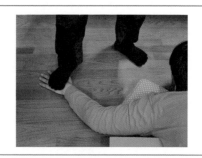

어깨가 아플 경우에도 손바닥 아래, 손등 엄지와 검지 사이에서 손목 직전까지 영역이 아프냐에 따라 폐가 나빠서 어깨가 아플 수가 있고, 대장이 나빠 어깨가 아플 수도 있으니, 통점 찾기가 우선이다.

22. 팔의 반사구

팔의 반사구는 광대뼈 아래쪽 가장자리의 움푹 파인 곳에 위치해 있다. 다시 말해서 팔의 반사구는 관골 아래쪽 가장자리의 움푹 파인 곳에 위치해 있으며, 또한 어깨 반사구의 후방 손가락 하나 너비 자리에 위치한다. 손을 사용해 압력을 주면서 입을 닫으면 구멍이 생기며, 입을 열면 사라진다.

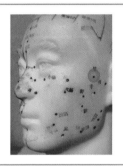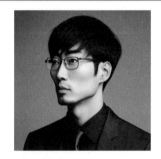

안면관찰

팔의 반사구에 이상이 생기면 주로 어깨, 어깨관절의 병리변화로 반영된다. 예를 들어 관절활동의 장애, 관절염 등이 있다.

파동자극

팔의 반사구를 파동자극하면 어깨주위 관절염, 팔뚝의 접질러짐, 팔꿈치 관절염에 보조적인 치료효과와 건강유지 작용이 있다. 밀당지압으로 파동자극을 할 때는, 엄지손가락 혹은 집게손가락의 바닥에 힘을 가해, 점진적으로 강도를 높인다. 힘을 너무 세게 하지 않도록 한다.

자가치유

손이나 발이 삐었을 때 혹은 손이 저리고 뻣뻣할 때(손목터널 증후군)는, 외형적으로는 각기 서로 많이 떨어져 있는 것으로 보이기 때문에 서로 간에 상관이 없는 것처럼 보인다.
하지만 반사 대응자리를 본다면, 손목의 대응자리와 발목의 대응자리는 완전히 이웃사촌처럼 가깝다는 것을 알 수 있다.

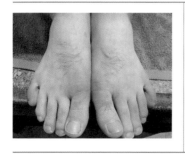 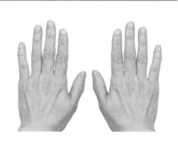

23. 손의 반사구

손의 반사구는 팔의 반사구 바로 아래의 손가락 한 개 너비
자리에 위치해 있다.

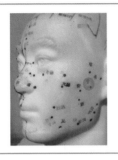 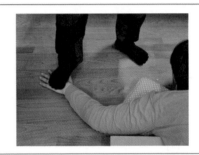

안면관찰

손의 반사구에 이상이 생기면, 대다수 손회전목 활동에 장애
가 나타난다.

파동자극

손의 반사구를 밀당지압으로 파동자극하면 손의 부위, 팔의
부위가 붓고 아픈 것, 과로로 심신을 해치는 상황에 보조적
인 치료와 건강유지 작용이 있다. 파동자극을 할 때 가볍게
시작해 엄지손가락과 집게손가락의 바닥에 힘을 가해, 천천

히 강도를 중간 정도로 높이며 침투성이 있어야 한다. 손 회전목 부위의 질병을 치료할 때는, 곧바로 수완(手腕) 부위에 신통약발로 파동자극을 해도 된다. 동시에 얼굴 부위에서 손의 반사구, 팔의 반사구와 결합하여 치료효과를 향상시킬 수 있다.

자가치유

주변에서 일하다 말고 손목을 붙잡고 주무르거나 손을 마구 흔들어 대는 경우가 많이 있다. 이처럼 손목이 저린 것은 혈액순환 문제도 원인이 될 수 있지만 신경흐름에 이상이 생기는 경우도 많이 있다. 손목을 많이 쓰는 가정주부, 요식업관계자, 수험생들에게 이런 현상이 많이 보인다. 물론 이외에 교통사고 환자, 고혈압 당뇨환자, 기(氣)가 모자란 사람에게도 이런 현상 [손목터널증후군]이 나타날 수 있다.

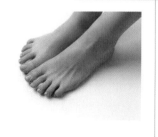

손에 물을 많이 대는 관계자 분들은 직접 손에 파동자극을 해도 좋지만, 발가락에 있는 손목 대응자리에 신통약발로 파동자극을 하는 것이 더 나은 다른 치료 방안일 수 있다.

24. 넓적다리(大腿)의 반사구

넓적다리의 반사구는 아래턱의 앞쪽에서 위쪽으로 손가락 한 개 너비 자리의 움푹 파인 곳에 있으며, 입을 다물어 힘을 가해 치아를 깨물 때, 튀어나온 가장 높은 곳이다.

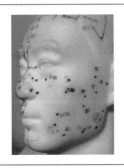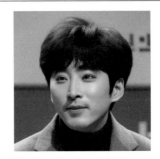

안면관찰

넓적다리 반사구에 검은 사마귀, 흉터, 검은 반점이 생기면 이것은 엉덩이뼈가 괴사했다는 말이다.

넓적다리의 반사구에 붉은 반점, 붉은색의 돌기가 생긴다면 이것은 대퇴골에 염증이 있다는 의미이다.

파동자극

넓적다리를 신통약발로 파동자극하면 넓적다리의 접질림,

고관절 통증에 즉각적인 치료효과가 나타난다. 밀당지압으로 파동자극을 할 때는 부드럽게 시작해 엄지손가락과 집게손가락 바닥(指腹)에 점진적으로 힘을 가해, 중간 정도의 힘까지 사용한다. 너무 세게 자극을 하지 않는다.

자가치유

어깨통증을 호소하는 경우 세밀하게 나눠 보면 세 개 구역 팔, 어깨와 다리가 서로 상관관계에 있음을 알 수 있다.

서혜부에서 노폐물 배출이 여의치 않으면 장경인대 허벅지가 노폐물로 굳어져 허벅지가 굵어지는데, 대개 이를 근육이라고 잘못 생각하는 경우가 많다.

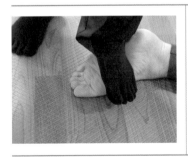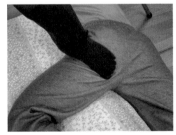

25. 무릎의 반사구

무릎 반사구는 넓적다리 반사구의 앞쪽으로 한 손가락 너비
만큼 떨어져 위치해 있다.

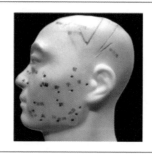 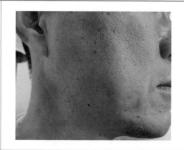

안면관찰

무릎 반사구에 이상이 생기면 대다수 무릎 관절이 붓고 아프
거나 무릎 관절에 물이 쌓이게 된다.

무릎 상관자리가 팔꿈치이기 때문에 무릎이 안 좋으면 팔꿈
치 역시 통증이 올 수 있다. 이를 흔히 테니스 엘보라고 부
른다. 이 역시 반사구 혹은 상관 부위를 파동자극하면 빠르
게 정상으로 회복된다.

파동자극

무릎 반사구를 파동자극하면 관절염 및 무릎통증, 무릎 쑤심과 통증 등 모두 보조적인 치료효과가 있다. 밀당지압으로 자극을 할 때 엄지손가락 혹은 집게손가락 바닥에 힘을 가해 부드럽게 시작해, 점진적으로 강도를 높인다. 힘을 너무 세게 주지 않도록 한다.

자가치유

무릎통증을 방치하고 버려둔다면 퇴행성관절염으로 악화되기 쉬우므로, 무릎통증은 서둘러 치료해야 할 부위이다. 평소 무릎에 가해지는 무게는 3배~5배가 넘는다.

엄지손가락과 새끼손가락 둘째 마디와 셋째 마디 경계에서 통증이 느껴지는 구역을 신통약발로 정작동 자극하면 무릎통증이 사라진다.

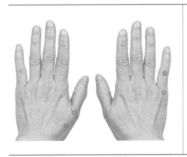 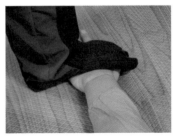

26. 종지뼈(膝髌)의 반사구

종지뼈 반사구는 무릎 반사구에서 손가락 한 개의 너비 앞에 위치해 있다.

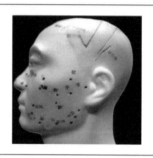 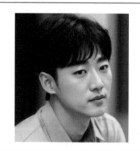

안면관찰

종지뼈의 반사구에 이상이 생기면 대다수 종지뼈의 손상으로 나타난다.

파동자극

종지뼈의 반사구를 정작동 자극하면 넓적다리의 접질림, 무릎 관절염, 무릎 관절 부어오르고 아픈 것 등의 질병에 모두 보조적인 치료효과가 있다. 파동자극을 할 때 부드럽게 시작해 엄지손가락 혹은 집게손가락의 아래쪽에 힘을 가해 점진적으로 중간 정도 힘으로 한다. 절대 너무 세게 해서는 안된다.

자가치유

나이 드신 분들이 아장아장 걷는 경우가 많다. 이분들을 돕기 위해 살펴보면 종지뼈가 딱 아래로 붙어 굳어져 있는 경우가 많다.

이럴 경우 종지뼈 주변을 신통약발하면 종지뼈가 부드럽게 움직이게 되는데, 이때부터 나이 드신 분들의 보행걸음걸이도 아주 부드럽게 된다.

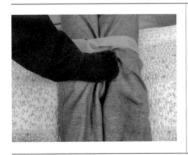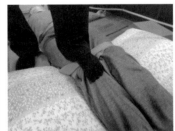

27. 아랫다리(小腿)의 반사구

아랫다리 반사구는 종지뼈 반사구의 한 손가락 너비만큼 앞
에 위치해 있다.

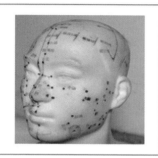 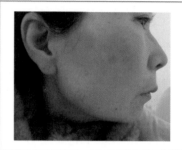

안면관찰

아랫다리의 반사구에 이상이 생기면 대다수 아랫다리의 근
육과 골격의 손상과 염증으로 나타난다.

파동자극

아랫다리 반사구를 파동자극하면 아랫다리의 연조직손상과
하지질병에 모두 치료효과를 얻을 수 있으며, 복사뼈의 접
질러짐, 아랫다리의 경련(쥐가 나는 것) 등의 병증을 치료할 수
있다. 밀당지압으로 자극을 할 때 엄지손가락 혹은 집게손가

락의 바닥에 힘을 가해 점진적으로 강도를 높인다. 힘을 너무 세게 주지 않도록 주의한다.

자가치유

혼자서 걷기운동을 하다가 갑자기 다리에 쥐가 나서 어쩔 줄몰라 당혹해하는 경우를 종종 볼 수 있다.

이럴 경우엔 즉각 새끼손가락 안쪽 둘째 마디를 강하게 눌러주면 쥐가 사라진다.

쥐가 나서 고통을 겪는 사람 옆에 있을 때는 바로 그 사람의 손등 위에 강한 자극으로 신통약발을 가하면 말끔히 풀린다. 아니면 새끼손가락 둘째 마디 아래를 자극을 줘도 해소된다.

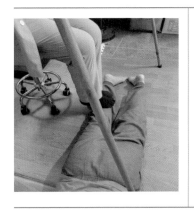
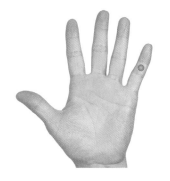

28. 발의 반사구

발의 반사구는 아랫다리 반사구의 앞 손가락 한 개 너비에 위치해 있다.

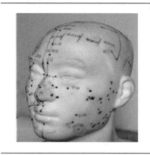 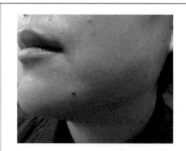

안면관찰

발의 반사구에 흰색의 반점이 있다면, 골 증식 상태에 있다. 발의 반사구에 붉은색의 반점이 있다면, 이것은 발 부위가 접질러지고 붉어져 부었다는 말이다.

파동자극

발의 반사구를 정작동 자극하면 발 부위의 질병, 예를 들어 발꿈치가 붓고 아픈 것 등에 보조적으로 치료하는 효과를 얻을 수 있다. 정작동 자극을 할 때는 엄지손가락 혹은 집게손가락 바닥에 힘을 가해 부드럽게 시작해, 점진적으로 강도를 높인다. 힘을 너무 세게 주지 않도록 주의한다.

자가치유

신통약발에서는 엄지발가락과 둘째 발가락 사이를 정작동 자극을 가하여 두 다리 두 팔의 통증을 자가치유하도록 코칭한다.

「편한마음 침술클리닉」에 가면 친절히 코칭을 받을 수 있겠지만 그럴 상황이 아닐 때는 발 등쪽 발가락 사이의 끝을 따라(4개의 계곡 홈을 따라), 꼭꼭 신통약발 족지침으로 눌러 자극한다. 나이가 들어가면 점차 눈과 귀의 기능이 약해질 수 있는데, 이럴 땐 발바닥 둘째~네째 발가락을 족지침으로 정작동 자극을 하면 눈귀가 밝아진다

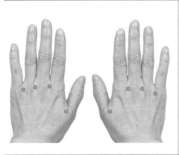
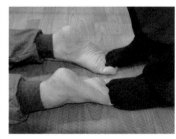

29. 배꼽의 반사구

배꼽 반사구는 무릎 반사구의 위쪽의 손가락 한 개 너비 자리에 위치해 있다.

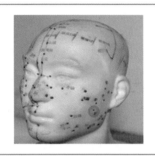
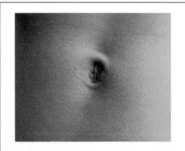

안면관찰

어린아이의 배꼽의 반사구에 하얀색의 반점이 생기며 복통이 동반된다면, 이것은 회충이 있다는 말이다.

설사를 하는 사람의 배꼽 반사구에 붉은색 점이 생긴다면, 이것은 장의 요인으로 인해 생긴 설사이다.

파동자극

배꼽의 반사구를 파동자극하면 불면증, 두통, 발열, 갱년기 증후군, 위장 기능의 혼조, 복강염, 복부 팽창, 복부 팽만 등

증상 완화에 모두 도움이 된다. 부인과 질병의 치료도 적용
될 수 있다. 이때는 집게손가락의 바닥으로 가볍게 주물러
힘을 가한다. 힘을 너무 세게 하지 않는다.

자가치유

복부 혹은 하반신에 문제가 생기면 대부분 해당 부위가 차가
워진다. 차가워지면 순환장애가 생겨 근육 사이에 노폐물이
쌓이게 되어 성인병 유발요인이 된다.

이런 상황을 피하기 위해선 배꼽을 중심으로 해서 신통약발
정작동 자극을 복부에 가하여 문제점을 풀게 하는 것이 가장
빠르다.

배꼽 주변이 딱딱해진 상태를 신통약발로 정작동 자극하면
장기 기능을 좋게 하여 온몸의 기혈순환이 원활하게 된다.

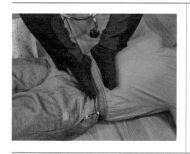 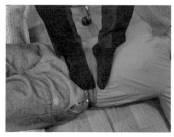

30. 서혜부(사타구니)의 반사구

서혜부의 반사구는 배꼽 반사구의 앞쪽 손가락 한 개 너비,
발 반사구의 위쪽 손가락 한 개 너비에 위치해 있다.

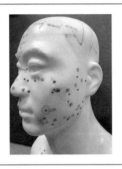 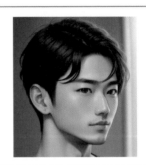

안면관찰
서혜구의 반사구는 생식기관의 건강을 반영한다. 동시에 림
프선이 부어오르는 것 역시 이곳에서 반영된다.

파동자극
서혜부의 반사구를 정작동 자극하면 서혜부의 산통(疝痛)을
보조적으로 치료하는 효과와 생식계통의 건강유지에 효과를
얻을 수 있다. 서혜부의 반사구를 파동지압으로 자극할 때는
부드럽게 한다.

자가치유

심장에서 위장 그리고 서혜부를 거쳐 무릎까지 뻗어 내린 장요근의 경직을 풀고 노폐물을 배출하기에 적합한 부위가 바로 서혜부이다.

먼저 장요근을 스케이트 타듯이 전후로 흔들어 장요근 독소를 배출시키고, 또다시 'Y' 삼각지에서 발을 서혜부로 향하여 지긋이 눌러 신통약발한다.

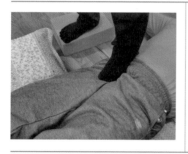
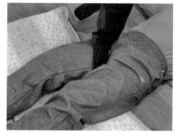

31. 치통점(牙痛点)의 반사구

치통점은 입가에서 손가락 한 개 너비 아래에 위치해 있다.

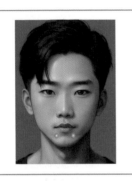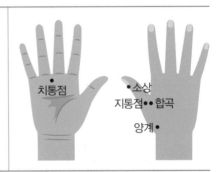

안면관찰

해부학적으로 본다면 치통점은 아래턱뼈의 턱 구멍에 위치
해 있으며, 우리의 치주(牙周)신경은 여기서 관통한다. 그래서
이곳을 누르면 치아신경에 선명한 자극을 주는 작용을 한다.
치통점을 정작동 자극하면 치통, 잇몸통증을 치료할 수 있다.

파동자극

치통을 치료할 때 위 치아의 치통인지 아래 치아의 치통인지
확실히 구분해야 한다.
위쪽 치아의 치통은 일반적으로 열과 담이 심하고 식욕을 잃

어 몸이 쇠약해지는 허열 때문에 일어난 것이며, 아래 치통은 열이 높고 갈증이 나는 실열 때문에 일어나는 경우가 대부분이다. 정작동 자극을 할 때 반드시 부드럽게 해야 한다.

〈부자침으로 치통해결 후기〉

'안면관찰 통증치료원리'를 장중경 한의대 재학생들에게 강의하던 중에, 학생 한 분이 갑자기 치통이 너무 심해 심란스런 표정을 짓고 있길래, 외국 출장여행 중에 구입해 놓은 부자침[부치는 자석침]을 양쪽에 붙여 주었다.

30분 정도 지나자, 찡그린 표정은 사라지고 수업시간 중간 휴식시간에 셔플댄스 타임까지 즐길 정도로 치통을 잊고 공부하는 모습이 선하다.

이처럼 부자침은 통증없이 인체에서 통증을 사라지게 하는 묘한 매력이 있다.

그 누가 치통을 치과에 가지 않고 누구나 부자침 스티커 두 알만으로 해결될 수 있다고 생각하겠는가?

이야말로 진정한 '자연의학'의 원리하고 생각한다.

32. 생식계통의 반사구

인중은 방광을 대표한다. 입 주변은 생식 계통을 대표한다. 반사구역은 인중과 입술 주변부에 있다.

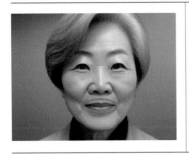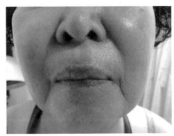

안면관찰

여성의 입술 아래에 사마귀(특히 검은 점 / 얼룩)가 있고, 아래턱이 붉어지고 신장의 반사구역이 비교적 밝고 깨끗하다면 이것은 자궁후굴 상태로서 허리 부위가 쑤시고 아프다.

여성 입술 주위에 사마귀(특히 검은 점)가 있고, 신장의 반사구역이 좋지 않아 여성의 입술 주위가 파래지고 검게 되거나 희게 되고 신장의 반사구역이 좋지 않다면, 이 두 가지의 상황은 일반적으로 모두 이 사람은 성냉감(性冷感)이 있다는 말이다.

NOTE : 여성 입술 주위에 검은 얼룩이 있으면 일반적으로 자궁에 질환이 있다는 말이다.

남성 입술 주위에 점과 검은 얼룩이 있으며 신장의 반사구역도 좋지 않다면, 이것은 이 사람의 생식계통에 문제가 있다는 것을 말한다. 40대 이상 남성의 윗입술이 비교적 두꺼우면 전립선이 비대했을 수도 있고, 윗입술에 여드름이 있고 반복적으로 발작한다면, 전립선염일 수 있다.
남성의 윗입술이 평평하지 않고 골이 있는 것은 남성의 성기능 장애가 있는 것이며, 남성의 윗입술의 양쪽이 붉게 변하는 것도 전립선염이다.

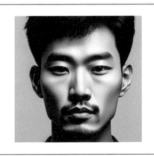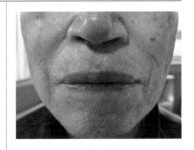

▶ 좌측 사진 속의 윗입술 색깔이 너무 어두운 상태인데, 이는 상초(심장, 폐)에 화기(火氣)가 뭉쳐 있어 병인(病因)이 되고 있는 상태이다.

안면관찰 치료 코칭 후기
-온몸이 종합병원 병동이시다.

교회 권사님 소개로 예약하고 싶다는 전화를 주셨던 여사님
이 드디어 편한마음에 내원하셨다. 항상 그러하듯이 먼저 안
면관찰을 하면서 몸의 취약상태를 찾아내는 작업을 시작하
니, 깜짝 놀라신다.

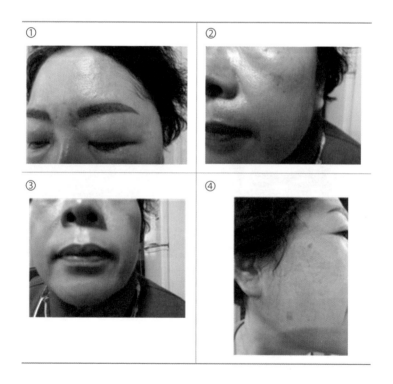

① 먼저 눈썹과 두 눈두덩을 보니, 폐 기능이 약하고 지방간 심장이상이 나타나 보인다. 폐 기능이 약하신 분들은 한여름에도 가벼운 목도리를 감고 다니는 특징이 있다.

② 이어서 두 빰을 보고, 대장 용종이 보인다고 하니 몇 년 전 내시경검사를 하면서 용종을 몇 개 떼어 냈다고 하신다. 편한마음 VIP분들은 대장 용종 정도는 걱정하지 않아도 되는 '유근피+알파' 음식 처방을 선물로 드렸다.

③ 입술을 보면 검은색을 띤 암홍색 입술이니, 신장 기능이 약화되어 해동 기능이 떨어져 있다고 알려 드렸다. 물론 인중과 방광 상태로 화목한 가정을 가꿔 나가는 방법도 알려 드렸다. 정맥으로 흘러들어온 피를 신장이 해독하지 못한다면, 피가 걸쭉해져 궁극적으로는 중풍의 위험이 웅크리고 있으니 조심해야 한다.

④ 옆모습을 보니 광대뼈 부위 반점이 보여 발목을 조심해야 한다고 하니, 그렇지 않아도 발목염좌로 고생이 많았다고 한다. 턱 쪽에도 반점이 있으니 이는 무릎 관절을 조심해야 한다는 흔적이다. 처음 안면관찰하기 전에 여사님 스스로 온몸에 통증이 심해 종합병원이라는 닉네임이 있다고 하셨는데 일리가 있는 표현인 것 같다.

입술에 발견되는 췌장암 징후

-거울 속에 비치는 자신의 얼굴을 적어도 매일 한 번은 정밀관찰을 하도록 한다.

안면관찰을 하면 몸 안에 병이 나타나기 전에 미리 막을 수가 있다. 병은 입을 통해서 들어오기 때문에 안면관찰을 통하여, 입술을 보고 자신의 취약한 부위를 파악하여 보강하는 식품을 처방받아 먹어야 한다.

이렇게 말하면 왜 입술을 보고 건강상태를 파악할 수 있느냐고 물어 오는 분도 있다. 그건 입술 피부가 얇기 때문에 혈액상태를 파악하기 쉽기 때문이다.

입술이 빨간색일 경우 몸 안에 염증이 있다는 표식이 되고, 어두운 빨간색일 경우 혈액이 끈적끈적한 상태임을 표시한다. 또한 윗입술이 건조하다면 위에 열이 있다는 표시이고, 아랫입술은 대장의 상태를 나타낸다.

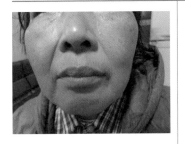

이분은 아랫입술이 건조한 상태로 대장에 이상이 있음을 나타내고 있는데, 왼쪽 가장자리는 췌장을 나타내고, 오른쪽 가장자리는 십이지장 간담의 상태를 나타내는데, 아쉽게도 왼쪽에 염증 부스러기가 보이므로 면역 기능이 떨어지고 있음을 나타내고 있기에, 췌장 건강이 우려된다.

만약 척추 중간 약간 아래가 통증이 느껴져 온다면, 서둘러 병원에 가서 정밀검사를 해봐야 한다. 하지만 설령 암으로 판정이 되더라도, 차분하게 양방 항암치료에 몰두하기보다는, 먼저 주변에 췌장암 전문가가 있는지 알아보면서 황토길 걷기 운동을 시작하는 것이 좋다.

제 **2** 부

통증치료원리

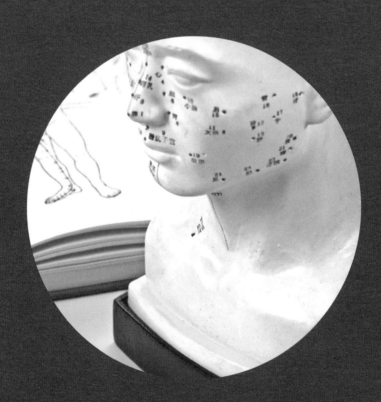

통증치료원리 55가지 공식

「편한마음 침술클리닉」에서 사용하는 화광열온구(和光熱溫
灸) 광열기에서 나오는 광열을 쐬면 평생 건강에 좋다.

이제부터는 인체 치료원리 이론 기반이 약한 분들을 위해,
통증치료원리를 중심으로 치료 첫걸음을 내딛고자 한다. 이
책에서는 '안면관찰 통증치료원리'를 위주로 치료 공식을 제
시하고자 한다.

조만간 발간할 '신통약발 통증치료원리'에서는 경락단련 운
동요법인 신통약발 족기법(足技法)을 바탕으로, 대응자리와
상관자리 치료점 위주로 기혈순환운동 치료공식을 제시할
예정이다.

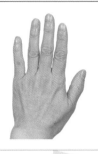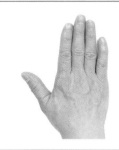

입을 통해서 들어온 맑은 물, 깨끗한 공기, 적합한 먹거리는 위에서 부숙되어 비장의 운화 기능에 의하여 온몸에 퍼진다. 그러나 이 3가지 요소가 미흡되어 인체에 이상 상태가 일어나면, 오장육부에서 이상 상태가 나타난다.

그러나 이를 방치할 경우 악화된 상태가 척추로 전달되어 통증으로 나타난다. 이러한 통증은 사지(四肢)에서 나타난다. 때문에 두 손(가락) 두 발(가락), 양팔, 양다리에서 통증이 나타날 때는 'X'자(字) 모양의 대응점을 찾아 치료하는 것이 통증치료원리이다. 대응자리에서 통증해소 효과가 나타나지 않을 경우에는 상관자리에서 치료점을 찾아 밀당 지압 방식으로 치료하면 대부분은 즉석에서 효과가 난다.

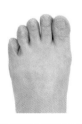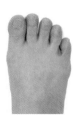

안면관찰 통증치료원리

인체는 좌우대칭의 12개의 경맥을 가지고 있다. 모두 24개 (삼음삼양)가 손과 발, 몸에 분포하고, 체표에서 체내로 순행해 육장육부로 이어진다. 삼음은 태음, 소음, 궐음이 있고 삼양은 소양, 태양, 양명이 있다.

(1) 3음(陰)은 모두 육경으로 위아래로 통한다.

(2) 3양(陽)은 모두 육경으로 위아래로 통한다.

삼음삼양이 위아래로 통하기 때문에 손과 발이 연계되는 대응요법의 이론적 토대가 된다.

(3) 왼쪽 경락은 오른쪽 경락과 연결된다.

(4) 3양(陽) 3음(陰), 3개의 음(陰)과 3개의 양(陽) 경락은 오행의 규칙에 따라 연결되어 있다.

(5) 수궐음심포경은 수소양삼초경과 서로 연결되어 있다.

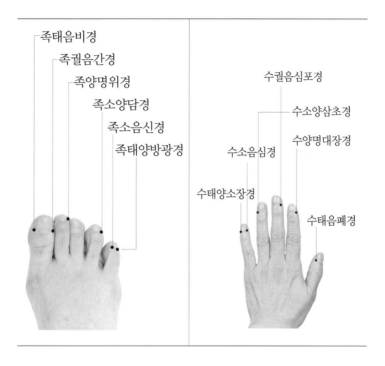

족태음비경
족궐음간경
족양명위경
족소양담경
족소음신경
족태양방광경

수궐음심포경
수소양삼초경
수양명대장경
수소음심경
수태양소장경
수태음폐경

인체는 3음(陰) 3양(陽) 6경의 기[에너지;정작동]는 각각 손
과 발의 4개의 경락과 하나가 되어, 육기(六氣)의 음양(陰陽)
이 위아래로 통하고 오행(五行)의 표리 음양이 상통하며 왼
쪽 경락이 오른쪽 경락과 서로 연결되므로 인체의 사지[두
팔과 두 다리]는 상하좌우와 모두 대응[정작동] 작용을 한
다.

기혈순환의 신비-네 개의 경락이 하나가 되어 움직인다

(1) 천지만물의 발전 변화와 생존은 음양의 이치를 떠나지 않는다.

① 하늘은 양이고 땅은 음이다.
② 남자는 양이고 여자는 음이다.
③ 기는 양이고 혈은 음이다.
④ 무형물은 양이고, 유형물은 음이다.

① 음과 양이 서로 따라가는데 양이 줄어들면 음이 커지고, 음이 줄어들면 양이 커진다.

② 음양은 만물과 합쳐지며 생긴다. 즉, 양 혼자서는 자라지 않으며 음 혼자서도 자라지 않기에 음양은 만물의 근본이다.

전통 자연의학 관점에서 보면 인체 내 모든 운동은 음양이 조화로운 상태에서 진행되는데, 기는 혈을 끌어당기고 혈은 장부에 필요한 모든 영양소를 기(氣)와 함께 온몸에 산포한다. 음양이 균형을 이루지 못하면 반드시 질병이 뒤따른다.

(2) 전통 자연의학에서 모든 의학원리(医理)는 음양이론 위에 구축되어 있다.

침을 쓰든 뜸 혹은 약을 쓰든 그 목적은 음양을 조화시키는 데 있다. 의학원리는 사람마다 다 말할 수 있지만, 정말 제대로 통하는 의술은 매우 얻기 어렵다. 진맥은 마치 맹인이 코끼리를 만지는 것과 같다. 열 명의 전통 한의학자의 말이 각기 다르기 때문에, 환자는 서양의학을 찾아간다. 하기야 서양의학도 원인을 알 수 없는 경우, '상세불명'이라는 네 글자를 붙여 위기를 모면한다.

하지만 문제는 서양의학으로 발길을 돌리게 하는 한의학의 치명적인 맹점을 보완할 수 있는 정답은 없을까? 정답은 분명히 있다. 그래서 자연의학의 '안면관찰' 개념이 등장하게 되고, 이에 따라 기존 한의학과는 다른 기반으로 뿌리를 단단하게 내려가고 있는 유사의료법에 근거하여 큰 활약상을 보이고 있는 국제공인 침구사 제도가 일반인들에게 부각되고 있다.

(3) 사경일체(四經一體)의 즉효성

일찍이 닥터 방은 인체의 십이경맥 병리연구로 전통 한의학에서 2000여 년 동안 해결난망의 곤경을 시원하게 돌파하였다. 그는 머리가 아프면 머리를 치료하고, 발이 아프면 발을 치료하고, 혹은 가까운 곳에서 혈을 취하거나 상체의 병을 치료하기 위해 아래를 취하고, 좌측에 정작동을 가함으로서 우측을 치료하는 명쾌한 방법을 세웠다.

닥터 방의 경맥의술은 간단한 십이경만으로 인체의 육장육부의 문제를 치료한다. 전신 각 부위의 기혈순환을 포함하여 간단해 보이지만 그 속에 변화가 가득하기 때문에, 만일 정확한 '안면관찰 통증치료원리'를 활용한다면 즉각적으로 그 자리에서 확실하게 커다란 효과를 거둘 수 있다.

(4) 통증과 스포츠 부상

통풍으로 인한 통증 외에도, 팔다리의 통증은 다음과 같은 단순한 원인으로 인해 발생할 수 있다. 신체 표면의 경락의 통증과 부종은 기(氣)와 혈액의 막힘으로 인해 발생한다.

통증은 경맥의 기가 막히거나 화기(火氣)가 너무 많이 쌓여 순환에 영향을 주기 때문에 통증이 발생한다. '사경일체'의 원리에 따라 치료할 경혈을 찾으면 막힌 경맥을 소통시킬 수 있어 통증이 즉시 해소된다.

운동 부상은 일반적인 타박상과 동일하게, 모두 외부 부상 때문이다. 이로 인해 기혈이 정체되어 경맥이 붓고 막히며 손상된 부위의 조직범위가 넓어진다. 손상된 부위는 경락의 '관할권'을 벗어난 경우가 많으며, 경맥만으로는 제거하기 어렵다. 대신 범위를 확장하고 해당 부위를 치료해야 한다. 부기(浮氣)는 기와 혈액이 반대쪽으로 역류할 수 있기 때문이다.

부기가 생기면 기와 혈이 반대쪽으로 역행할 수 있기 때문에 왼쪽은 오른쪽에서, 오른쪽은 왼쪽에서 치료하는 교차 대응 원리를 적용한다. 해당 부위는 다음과 같다.

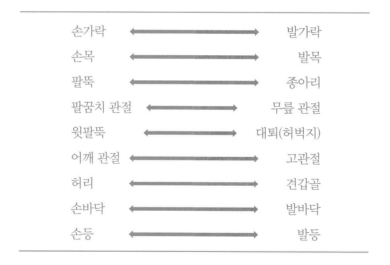

손가락	발가락
손목	발목
팔뚝	종아리
팔꿈치 관절	무릎 관절
윗팔뚝	대퇴(허벅지)
어깨 관절	고관절
허리	견갑골
손바닥	발바닥
손등	발등

예를 들어 만약 엄지손가락이 아프면 치료의 대원칙은 다음

과 같다.

① 오른손 엄지손가락은 엄지발가락을 마사지한다.

② 그러나 만약 축구를 하다가 엄지발가락에 멍이 들게 되면, 교차원칙을 대신 사용해야 한다. 오른손 엄지손가락은 왼쪽 엄지발가락을 마사지해야 효과가 현저하며, 다른 부위도 이와 같이 유추해야 한다.

(5) 스포츠 부상 치료

스포츠를 즐기는 사람이라면 누구나 한번쯤은 스포츠 부상을 겪어본 적이 있을 것으로 안다. 힘줄이 늘어나거나 발이 삐었을 수 있다. 이러한 부상을 제대로 치료하지 않으면 스포츠 동작에 영향을 미칠 뿐만 아니라 장기적인 통증으로 이어질 수 있다.

운동장에서 활동하는 사람이라면 누구나 운동을 시작하기 전에 워밍업을 하는 것이 중요하다는 것을 알고 있다. 그럼에도 불구하고 매일 격렬한 스포츠를 즐기고 장시간 연습하는 사람들은 부상을 피할 수가 없다.

가장 안타까운 것은 스포츠 부상으로 인해 대회에서 기권해야 하는 선수들이다. 또한 안타까운 것은 스포츠 부상으로 인해 정신적 절망뿐만 아니라 육체적 고통까지 동반한 채 경기를 포기해야 하는 선수들이다.

그들은 절망감뿐만 아니라 육체적 고통도 남게 된다. 스포츠 부상은 처음 발생했을 때 정확하고 효과적으로 치료하면 적시에 치료할 수 있다. 스포츠 부상이 처음 발생했을 때 정확하고 효과적으로 치료하는 것이 아주 중요하다.

스포츠 부상이 발생하면 의사는 환자에게 더 많은 휴식을 취한 다음, 의사는 환자에게 휴식을 취하고 항염증제 및 진통제를 복용하도록 권유한다. 그러나 부상이 심각하지 않은 경우 며칠 동안 휴식만으로도 도움이 된다.

그러나 이런다고 해서 부상이 실제로 치료되었음을 의미하지는 않는다. 운동을 계속하면 부상이 재발할 수 있는데, 결국 영구적인 부상이 될 수도 있다. 이를 가볍게 여겨서는 안 된다. 스포츠 부상은 염좌, 긴장 및 일반적인 타박상(골절 제외)에 이르기까지 다양하다.

(6) 손에 통증이 있다면 발을 치료한다.

'손의 통증은 발을 치료하고 발의 통증은 손을 치료한다'는 대원칙은 동일하지만 차이점은 통증을 음과 양(여성:남성)으로 구분해야 한다.

같은 부위의 통증이라 해도 음과 양(여성과 남성)을 구별해야 하지만, 스포츠 부상은 구별할 필요가 없다. 그러나 새로운 부상(급성통증)과 오래된 부상(만성통증)은 구별해야 한다.

만성통증은 '통증 경락 치료'의 원칙에 따라 치료해야 하며, 급성통증은 주로 부기, 통증 및 혈액 정체를 치료해야 한다. 새로운 부상의 경우 주요 치료는 부기, 통증 및 혈액 정체이므로 먼저 해당 부위를 찾은 다음 해당 부위에서 아픈 부위에 정작동 자극[밀당지압, 신통약발]을 해야 한다. 올바른 방법을 사용하면 그 자리에서 부기와 통증이 완화된다.

신체의 다른 부위의 부기와 통증에 대해서는 해당 부위 페이지를 참조하여 마사지하거나 통증치료원리에 따라 대응자리에 자극을 주면 해결된다.

⑺ **자가치료 능력을 갖추어, 치료의 최적시간을 장악한다.**

일상생활에서 누구나 넘어지고 타박상을 입을 수 있다. 사고가 발생했을 때는, 먼저 치료의 기선을 잡는 것은 매우 중요하다. 왜냐하면 인체의 각 부위가 부딪히거나 삐었을 때, 필연적으로 미세혈관이 파열되는 상황이 발생하고 기혈의 순환이 막히기 시작하여 혈액정체, 부기 및 통증이 생기기 때문이다.

이때 섣불리 추나맛사지요법을 하는 것은 적절하지 않은 행위이며, 환부에 2차 피해를 줄 수 있다. 만약 정작동원리에 따라 시술요법을 할 수 있다면, 첫 번째 시간의 황금 치료기에 막힌 기혈을 소통시켜 혈액이 환부에 응집되어 흩어지지 않는다. 자연히 어혈종통의 증상을 경감시킬 수 있으며, 심지어는 그 자리에서 부종을 가라앉히고 통증을 완화시킬 수 있다.

통증 경혈요법이나 스포츠 부상의 치료를 막론하고 발생 첫 순간, 즉 기혈이 막히기 시작할 때 정확한 자가치료방법을 사용하여 스스로 치료하는 것은, 증상이 심각해지기 전에 사방에서 명의를 구하는 것보다 훨씬 더 중요하다. 이것은 본인이 많은 고통을 덜 받게 하고 많은 시간과 돈을 절약하게 한다.

모두들 오래된 상처는 치료하기 어렵다는 것을 알고 있는데, 새로운 상처[급성통증]는 치료 기간은 짧고, 오래된 상처[만성통증]일수록 치료 기간이 더 길다. 이는 기혈이 막힌 기간에 비례한다.

상처 부위의 미세혈관은 저절로 낫는다 해도, 기혈 흐름은 더 이상 원활하지 않고, 시간이 지나면서 축적되는 것이 통증의 특징이다. 서양의학에서 압박성 신경통으로 진단받은 많은 환자들은, 사실 처음 발생할 때는 그렇게 심각하지 않기 때문에 기혈을 정확하게 소통시키는 방법을 배워 두기만 하면, 평생 도움이 된다.

정작동 원리는 인체 부위별로 나누어 통증대응점을 정해 통증을 치료하는 방식과 공식을 다음과 같이 소개한다.

통증치료원리 도표

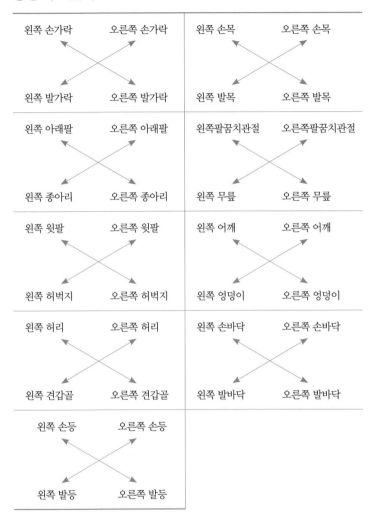

왼쪽 손가락 / 오른쪽 손가락 왼쪽 발가락 / 오른쪽 발가락	왼쪽 손목 / 오른쪽 손목 왼쪽 발목 / 오른쪽 발목
왼쪽 아래팔 / 오른쪽 아래팔 왼쪽 종아리 / 오른쪽 종아리	왼쪽팔꿈치관절 / 오른쪽팔꿈치관절 왼쪽 무릎 / 오른쪽 무릎
왼쪽 윗팔 / 오른쪽 윗팔 왼쪽 허벅지 / 오른쪽 허벅지	왼쪽 어깨 / 오른쪽 어깨 왼쪽 엉덩이 / 오른쪽 엉덩이
왼쪽 허리 / 오른쪽 허리 왼쪽 견갑골 / 오른쪽 견갑골	왼쪽 손바닥 / 오른쪽 손바닥 왼쪽 발바닥 / 오른쪽 발바닥
왼쪽 손등 / 오른쪽 손등 왼쪽 발등 / 오른쪽 발등	

1. 손가락↔발가락 통증 치료

손가락 ↔ 발가락 : 손가락이 아프면 발가락을 대응치료
점으로 삼는다.

【정작동 원리 치료 공식】

① 왼쪽 엄지손가락 통증은, 오른쪽 엄지발가락을 밀당지압
   한다.
② 오른쪽 엄지손가락 통증은, 왼쪽 엄지발가락을 밀당지압
   한다.

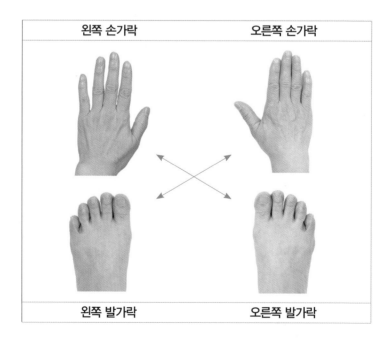

▶ 통증에는 대응통증과 상관통증, 두 가지 다른 유형이 있다.

대응통증(Reactive pain)

대응통증은 통증을 유발하는 원인에 대한 신체적인 대응으로서 발생한다. 예를 들어 부상이나 염증이 있는 부위에서 발생하는 통증은 해당 부위의 신경 및 조직의 자극에 응답하여 생기는 대응통증이다. 이러한 통증은 일반적으로 부상이나 염증의 원인을 해결함에 따라 개선될 수 있다. 정작동원리에서는 대응통증에 대해 우선적으로 논한다.

엄지손가락 통증 치료

(1) **증상** : 엄지손가락을 삐었을 때의 통증, 타박상 통증, 혹은 손가락에 쥐가 나는 증상
(2) **대응치료점** : 오른쪽 엄지발가락
(3) **치료 방식** :
① 엄지손가락, 엄지발가락은 모두 두 개의 대응되는 관절이 있다.
② 마치 빨래집게처럼 발가락 마디를 감싸는 수기법(手技法)

으로, 치료점 주변 관련 부위를 눌러 가면서 특히 아픈 점을 찾아 주물러 마사지를 한다.

③ 잠시 후 다친 엄지손가락을 움직여 통증이 경감되면, 치료 점을 찾았다는 것을 의미한다. 만약 그렇지 않으면 치료점 을 다시 정하여 효과가 나타날 때까지 치료해야 한다.

※ 주로 여성에게 많이 나타나는 손가락에 쥐가 나는 증상이 라면, 발가락 전체를 마사지하고 힘줄을 당겨 스트레칭 을 해주는 것이 가장 효과적이다.

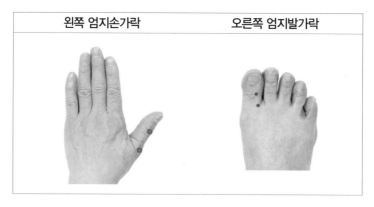

| 왼쪽 엄지손가락 | 오른쪽 엄지발가락 |

※ 만약 통증 대응자리를 정작동 지압을 해도, 즉각 효과가 나타나지 않을 때는 상관 치료자리를 똑같이 정작동 지 압을 해준다. 이때 좀 더 빠른 효과를 보려면, 레이저 침 구(浸灸 ; GP-1080L) 혹은 휴대용 레이저 침구(GOODPL)를 병행 사용하면 즉각적인 효과가 나타난다.

레이저 침구(GP-1080L)	◎ 최박사 레이저 침구 사용기

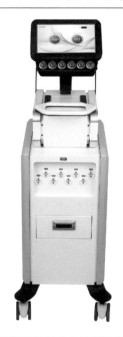

미세 구멍(주사바늘 자국, 침자국)을 통해 코로나 바이러스 침투 가능성을 우려한 많은 분들이 침 대신에 레이저 치료를 원한다. 청결하고 부작용이 없고 치료효과는 확실하다고 자신 있게 말할 수 있다.

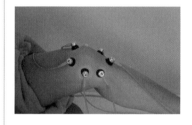

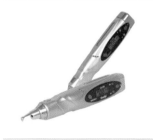

휴대용 레이저 침(GOODPL)

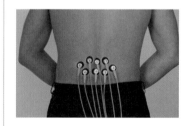

상관통증(Referred pain)

상관통증은 통증이 발생한 부위와는 다른 부위에서 느껴지는 통증을 의미한다. 이는 통증이 발생한 부위와 같은 신경 경로를 공유하는 다른 부위에서 생길 수 있다. 예를 들어 심장의 통증은 왼쪽 팔이나 어깨에 느껴질 수 있다. 상관통증은 정확한 통증의 원인을 찾는 데 도움이 될 수 있다.

따라서 상관통증은 통증이 발생한 부위와는 다른 부위에서 느껴지는 통증을 의미하고, 대응통증은 원인에 대한 신체적인 대응으로서 발생하는 통증을 의미한다.

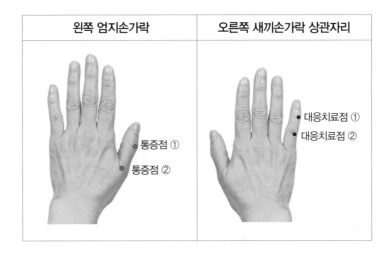

왼쪽 엄지손가락	오른쪽 새끼손가락 상관자리
통증점 ① 통증점 ②	대응치료점 ① 대응치료점 ②

▶ 밀당 지압 : 집게 지압

왼쪽 엄지손가락	오른쪽 엄지발가락
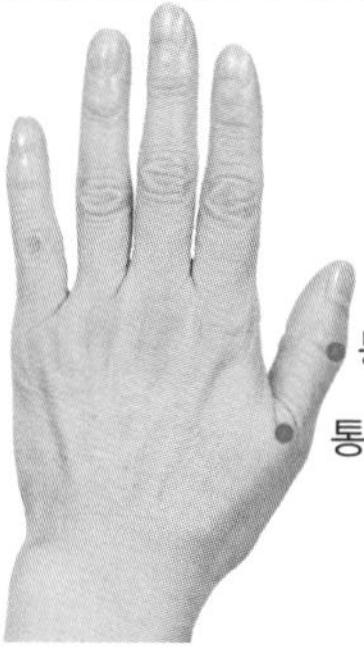 통증점 ① 통증점 ②	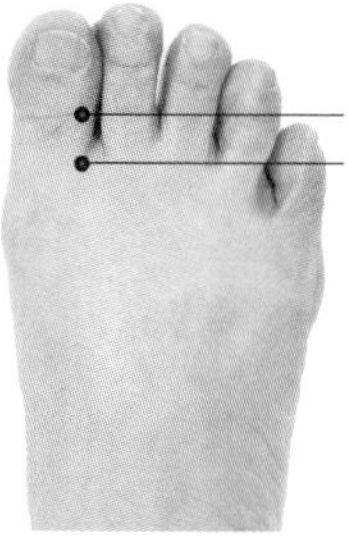 대응치료점 ① 대응치료점 ②
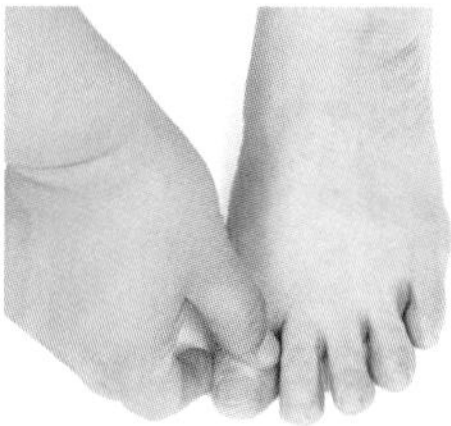	

검지[둘째]손가락 통증 치료

(1) 증상 : 검지손가락의 염좌 통증, 타박상 통증 또는 '손가락에 쥐가 나는 증상'

(2) 대응치료점 :

통증점 ① ⇨ 대응치료점 자리 ①

통증점 ② ⇨ 대응치료점 자리 ②

통증점 ③ ⇨ 대응치료점 자리 ③

▶ 검지손가락과 검지발가락은 대응되는 3개의 관절이 있다.

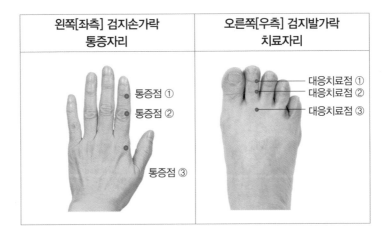

왼쪽[좌측] 검지손가락 통증자리	오른쪽[우측] 검지발가락 치료자리

※ 얼핏 보면 좌측 검지손가락의 대응자리는 우측 발가락
4지에 해당되는 것처럼 보인다. 그러나 좌측 손과 우측
발등은 "X"자 대응관계이므로 좌측 손을 뒤집어 발등에
가져가 대응시켜 보면 좌측 손 2지는 우측 발 2지에 상통
된다.

(3) **치료 방식 ;**

① 발가락 관절 주위를 감싸는 수법(手法)으로 치료점 주위

의 관련된 부위를 지압하고

② 특히 통증이 심한 부위를 찾아 몇 분 동안 부드럽게 마사지를 하며, 만약 통증이 즉시 개선되면 방법이 정확하다고 판단한다. 만약 그렇지 않으면 효과가 나타날 때까지 통증 부위를 찾아야 한다.

③ 손가락에 쥐가 나는 증상이 있다면, 두 번째 발가락 전체를 마사지하고 힘줄을 당겨 스트레칭하는 것이 가장 효과적이다.

※ 통증 부위를 부드럽게 맛사지하기가 여건상 부적절할 때는 빨래집게를 사용하거나 혹은 백개자 씨앗을 붙여 '씨앗 정작동요법'을 사용해도 좋다.

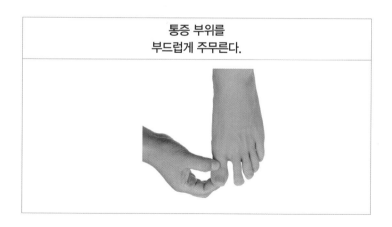

통증 부위를
부드럽게 주무른다.

【참고 Ⓐ 상관자리】

좌측 검지손가락 제1관절은 맞은편 우측 팔의 손목관절에 상관되고, 좌측 검지 제2관절은 우측 팔의 팔꿈치, 제3관절은 우측 팔 어깨에 상관된다. 발가락 4지의 상관자리는 2지로 정하여 치료하기도 한다.

왼쪽[좌측] 검지손가락 통증자리	오른쪽[우측] 팔 상관자리

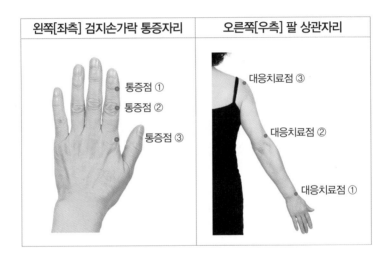

【참고 Ⓑ 뒤집어 진단 치료하기】

① 우측 팔 손목에 통증이 나타날 경우 좌측 검지손가락 제1관절을 만져 통증자리를 찾아내면, 당연히 우측 검지발가락 제1관절에 정작동 자극을 하면 통증이 사라진다.

② 만약 통증이 찾아지지 않을 경우에는 다른 원인과 치료자

리 가능성[양쪽 골반의 불균형, 심장 기능 이상, 허리뼈 이상]도 염두에 둬야 한다.

중지[가운데]손가락 통증 치료

(1) **증상** : 중지손가락을 삐거나[염좌 통증] 또는 멍든[타박상] 통증
(2) **대응치료점** :
　통증점 ① ➡ 대응치료점 자리 ①
　통증점 ② ➡ 대응치료점 자리 ②
　통증점 ③ ➡ 대응치료점 자리 ③
(3) **치료 방식** : 중지손가락과 중지발가락은 서로 대응되는 세 개의 관절이 있다.

왼쪽 엄지손가락 통증점	오른쪽 엄지발가락 대응치료점

① 세 번째[가운데] 손가락에 대응하는, 가운데 발가락의 세 관절을 치료한다.

② 발가락 관절 주위를 지압하여 특히 아픈 자리를 찾은 다음 주무르고 마사지한다.

③ 통증이 즉시 개선되면 방법이 정확한 것이고, 그렇지 않으면 효과가 나타날 때까지 통증이 느껴지는 통점 부위를 다시 찾아야 한다.

④ 가운데 손가락에 경련이 있는 경우[쥐가 난다면] '위아래

끝과 끝은 같다(上下相同)'원리를 사용하여 세 번째 발가락의 힘줄을 곧게 잡아당기면, 치료효과를 볼 수 있다.

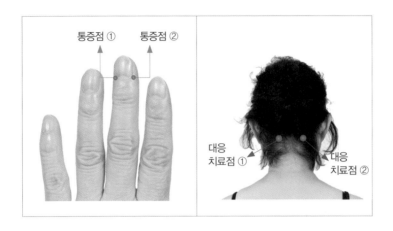

▶ 상관자리 : 손가락과 발가락은 각각 5지(支)로 이뤄져 있는데, 많은 학자들이 인체는 소우주(小宇宙)라는 전통 자연의학 명제(命題)에 따라, 가운데 손가락이나 발가락을 사람의 머리에 상관된다고 생각하여 상관치료 자료로 활용하고 있다. 손톱이나 발톱 바로 아래를 머리 뒤편 경추 1번으로 배속하고, 첫째 마디 관절을 경추 2번에 배속하여 치료에 대입한다.

때문에 가운데 발가락 혹은 손가락 첫째 마디 통증은 뒷골이 땅긴다거나 지나친 스트레스로 인해 뇌혈관의 일시

적 과부하에 걸려 뇌출혈 중풍 위험을 피하는데 도움이
될 수 있는 신호(Sign)가 될 수 있다.

> ▶ 손톱 혹은 발톱 아래 끝 양
> 쪽은 뇌하수체와 상응되
> 는 자리이기도 하다.

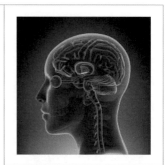

이 자리는 근육을 이완시켜 주는
자리이기도 하다. 때문에 이 자리
를 지압만 한다 해도, 머릿속이
벌집처럼 우글우글하는 느낌을
풀어주는 효과를 나타낸다.

중지 손톱	중지발가락

약지[네째]손가락 통증 치료

(1) 증상 : 약지손가락 염좌 통증 또는 타박상 통증

(2) 대응치료점 :

　통증점 ① ⇨ 대응치료점 자리 ①

　통증점 ② ⇨ 대응치료점 자리 ②

　통증점 ③ ⇨ 대응치료점 자리 ③

(3) 치료 방식 : 약지손가락과 약지발가락은 서로 대응되는
세 개의 관절이 있다.

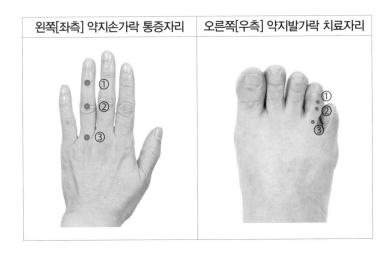

왼쪽[좌측] 약지손가락 통증자리	오른쪽[우측] 약지발가락 치료자리

① 네 번째 손가락에 대응하는, 우측 발가락의 세 관절을 치료
한다.

② 발가락 관절 주위를 지압하여 특히 아픈 자리를 찾은 다음 주무르고 마사지한다.

③ 통증이 즉시 개선되면 방법이 정확한 것이고, 그렇지 않으면 효과가 나타날 때까지 통증이 느껴지는 통점 부위를 다시 찾아야 한다.

④ 넷째 손가락에 경련이 있는 경우[쥐가 난다면] '위아래 끝과 끝은 같다(上下相同)'원리를 사용하여 네 번째 발가락의 힘줄을 곧게 앞으로 잡아당기면, 통증이 사라지는 치료효과를 볼 수 있다.

▶ 상관자리 : 좌측 넷째 손가락은 좌측 팔과 상관된다. 첫째 마디는 팔목, 둘째 마디는 팔꿈치, 셋째 마디는 팔의 어깨 자리와 상관된다.

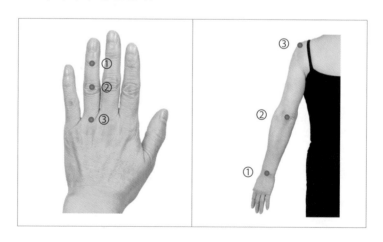

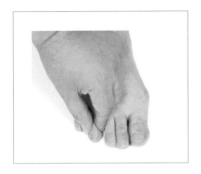

때문에 좌측 손가락 몇째 마디에 통증이 나타나느냐에 따라, 팔의 상관자리를 만져 통증을 찾는 것이 원인 치료의 첫걸음이 될 수 있다.

새끼손가락 통증 치료

(1) **증상** : 새끼손가락 염좌 통증 또는 타박상 통증

(2) **대응치료점** :

통증점 ① ⇨ 대응치료점 자리 ①

통증점 ② ⇨ 대응치료점 자리 ②

통증점 ③ ⇨ 대응치료점 자리 ③

(3) **치료 방식** : 왼쪽 새끼손가락과 오른쪽 새끼발가락은 서로 상응되는 세 개의 관절이 있다.

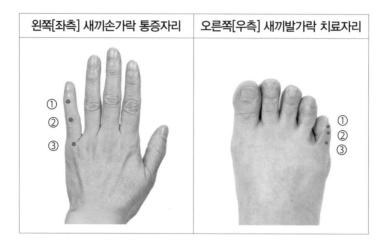

왼쪽[좌측] 새끼손가락 통증자리	오른쪽[우측] 새끼발가락 치료자리

① 왼쪽 새끼손가락에 상응하는, 새끼발가락의 세 관절을 치료한다.

② 발가락 관절 주위를 지압하여 특히 아픈 자리를 찾은 다음 주무르고 마사지한다.

③ 통증이 즉시 개선되면 방법이 정확한 것이고, 그렇지 않으면 효과가 나타날 때까지 통증이 느껴지는 통점 부위를 다시 찾아야 한다.

④ 새끼손가락에 경련이 있는 경우[쥐가 난다면] '위아래 끝과 끝은 같다(上下相同)'원리를 사용하여 새끼발가락의 힘줄을 곧게 앞으로 잡아당기면, 통증이 사라지는 치료효과를 볼 수 있다.

좌측 손가락 몇째 마디에 통증이 나타나느냐에 따라, 팔의 상관자리를 만져 통증을 찾는 것이 원인 치료의 첫걸음이 될 수 있다.

2. 손목↔발목 통증 치료

손목↔발목 : 손목이 아프면 발목을 대응치료점으로 삼는다.

【정작동 원리 치료공식】

① 왼쪽 손목 통증은, 오른쪽 발목을 비틀면서 굽힌다.

② 오른쪽 손목 통증은, 왼쪽 발목을 비틀면서 굽힌다.

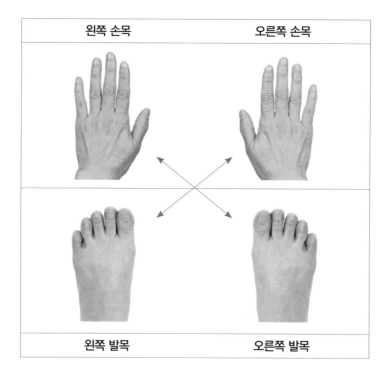

▶ 손목과 발목은 인체에서 허리와 양 골반과 상관자리이다. 정확하게 상관자리를 찾고자 한다면, 손목 혹은 발목 안쪽에 통증이 있는지 바깥쪽에 통증이 있는지를 먼저 파악해야 한다.

손목 안쪽 통증 치료

(1) **증상** : 손목 안쪽 통증

(2) **대응치료점** : 발목 안쪽

(3) **치료 방식** : 환자가 견딜 수 있는 적절한 강도로 '꺾으면서 누르는(拗)'식의 방법을 사용하여 발목 내측 경락을 다른 각도로 자극하고, 통증이 있는 각도는 손목 내측의 통증이 줄어들 때까지 오래 '꺾으면서 굽히는(拗)' 것이 올바른 방법이다. 그렇지 않으면 효과가 나타날 때까지 다시 자리를 정해 치료 시도를 해야 한다.

(4) **치료공식**

① 왼쪽 손목 안쪽의 통증은 오른쪽 발목 안쪽으로 비틀면서 굽힌다.

② 오른쪽 손목 안쪽의 통증은 왼쪽 발목 안쪽으로 비틀면서 굽힌다.

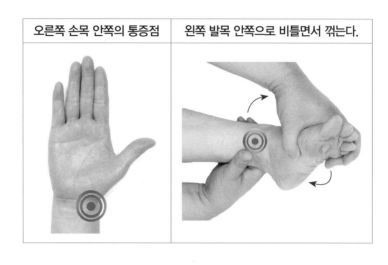

| 오른쪽 손목 안쪽의 통증점 | 왼쪽 발목 안쪽으로 비틀면서 꺾는다. |

손목 바깥쪽 통증 치료

(1) 증상 : 손목 바깥쪽 통증

(2) 대응치료점 : 발목 바깥쪽

(3) 치료 방식 :

① 환자가 견딜 수 있는 적절한 강도로 '굽혀 꺾는(拗)' 방법을 사용한다.

② 발목 바깥쪽 경락을 다양한 여러 각도로 자극하여 통증이 더 느껴지는 각도가 있으면, 바로 그 자리를 손목 바깥쪽의 통증이 줄어들 때까지 오래 '굽혀 꺾는(拗)' 것이 정확하며 올바른 치료 방식이다.

③ 그렇지 않으면 효과가 나타날 때까지 다시 여러 강도로
  변경하여 다시 시도해야 한다.

(4) 치료 공식

① 왼쪽 손목 바깥쪽 통증은 오른쪽 발목 바깥쪽을 비틀면서
  굽힌다.

② 오른쪽 손목 바깥쪽 통증은 왼쪽 발목 바깥쪽을 비틀면서
  굽힌다.

왼쪽 손목 바깥쪽의 통증점	오른쪽 발목 바깥쪽을 비틀면서 굽힌다.

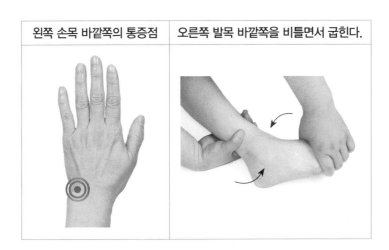

발목 안쪽 통증 치료

(1) **증상** : 발목 안쪽 염좌 통증이나 타박상으로 인한 통증

(2) **대응치료점** : 손목 안쪽

(3) **치료 방식** :

발목 안쪽의 부딪쳐 생기는 타박상과 염좌는 가장 흔한 스포츠 부상이다. 대응되는 치료 부위는 손목 안쪽이 되는데, 이 부위는 밀당지압법을 사용한다. 치료가 되는 통증점을 찾아 지압추나를 해야 하는데, 만약 안쪽 발목의 통증이 점차 감소된다면 정확한 통증점을 찾았기에 치료 방법이 정확한 것이며, 그렇지 않으면 효과가 나타날 때까지 방법을 다시 변경해야 한다.

(4) **치료 공식**

① 왼쪽 발목 안쪽 통증은 오른쪽 손목 안쪽을 강하게 지압한다.

② 오른쪽 발목 안쪽 통증은 왼쪽 손목 안쪽을 강하게 지압한다.

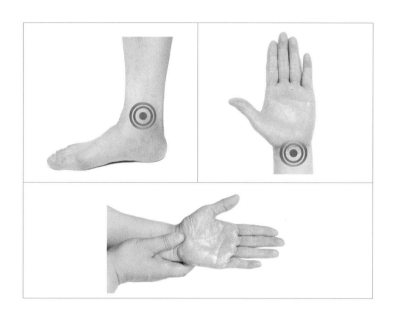

발목 바깥쪽[외측] 통증 치료

(1) **증상** : 발목 바깥쪽 염좌 통증 또는 타박상 통증

(2) **대응치료점** : 손목 바깥쪽

(3) **치료 방식** : 발목 외측 타박상 또는 염좌는 가장 흔한 스포츠 부상으로 치료의 대응 부위는 손목 외측이다. 이 부위는 환자가 참고 견딜 수 있는 적당한 힘을 기준으로 하여 다양한 각도로 경락기혈의 운행을 자극하도록 변환해야 한다. 통증이 있는 각도가 있으면, 발목 외측의 통증이 줄어들 때까지 조금 더 오래 '접어주고 비틀기(扭)'를

해야 한다. 발목 바깥쪽의 통증이 감소하면 이 방법이 정확하고, 그렇지 않으면 통증 지점을 다시 찾아 효과가 나타날 때까지 더 많이 해야 한다.

(4) 치료 공식 :

① 왼쪽 발목 바깥쪽의 통증은 오른쪽 손목 바깥쪽을 '비틀어' 준다.

② 오른쪽 외측 발목 통증은 왼쪽 손목 바깥쪽을 '비틀어' 준다.

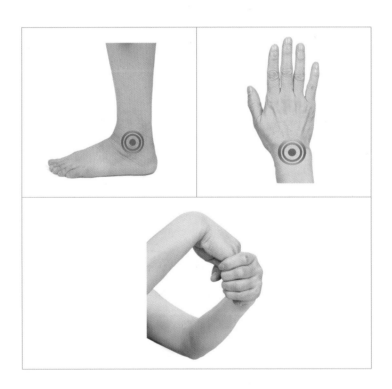

3. 팔뚝↔종아리 통증 치료

팔뚝↔종아리 : 팔뚝이 아프면 종아리를 대응치료점으로 삼
는다.

【정작동 원리 치료 공식】
① 왼쪽 팔뚝 통증은, 오른쪽 종아리를 두드린다.
② 왼쪽 종아리 통증은, 오른쪽 팔뚝을 두드린다.

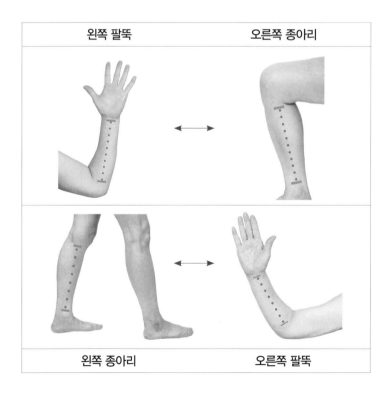

왼쪽 팔뚝	오른쪽 종아리
왼쪽 종아리	오른쪽 팔뚝

▶ 팔뚝과 종아리는 인체에서 인체 내 척추와 상관자리이다. 정확하게 상관자리를 찾고자 한다면, 팔뚝 혹은 종아리 안쪽에 통증이 있는지, 바깥쪽에 통증이 있는지를 먼저 파악해야 한다.

아래 팔뚝 안쪽 통증 치료

(1) **증상** : 아래 팔뚝 안쪽 타박상 통증 혹은 긴장으로 인한 통증
(2) **대응치료점** : 발목 안쪽 복사뼈 위에서 무릎 관절까지의 부위
(3) **치료 방식** : 아래 팔뚝 안쪽 부상에 비례하여 해당 부위의 종아리 안쪽을 '두드리기' 방식을 사용해야 한다. 환자가 참고 견딜 수 있는 범위 내에서 힘을 가해 세게 두드리고, 상대적으로 더 아픈 지점이 있으면 보다 많이 더 두드리며, 부상 통증이 즉석에서 감소되면 치료방법이 정확하다는 점을 나타낸다. 그러나 그렇지 않으면 다시 통증점 부위를 찾아내어, 효과가 분명하게 나타날 때까지 해야 한다.
※ 만약 긴장된 경우라면, 종아리의 안쪽을 따라 위에서 아

래로 두드려야 최상의 결과를 얻게 된다.

(4) **치료 공식**

① 왼쪽 아래팔 안쪽이 아프면, 오른쪽 아래 다리 안쪽을 두 드린다.

② 오른쪽 아래팔 안쪽 통증은, 왼쪽 종아리 안쪽을 두드 린다.

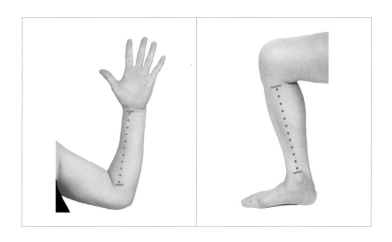

아래 팔뚝 바깥쪽 통증 치료

(1) **증상** : 아래 팔뚝 바깥쪽 타박상 통증 또는 긴장성 통증

(2) **대응치료점** : 외측 발목 복사뼈에서부터 무릎 관절에 이 르는 부위까지

(3) **치료 방식** : 아래 팔뚝 바깥쪽 부상에 비례하여 해당 부위의 종아리 바깥쪽을 '두드리기' 방식을 사용한다. 환자가 참고 견딜 수 있는 범위 내에서 세게 힘으로 두드리고, 상대적으로 더 아픈 부위가 있으면 몇 번 더 두드리며, 타박상의 통증이 즉석에서 경감되면 방법이 정확하다는 것을 나타내며, 그렇지 않으면 다시 통증점 부위를 찾아 효과가 나타날 때까지 '두드리기' 방식을 사용한다.

※ 만약 긴장에서 비롯된 경우라면, 종아리의 바깥을 따라 위에서 아래로 두들겨야 효과가 가장 좋다.

(4) **치료 공식** :

① 왼쪽 아래팔 바깥쪽 통증은 오른쪽 종아리 바깥쪽을 두드린다.

② 오른쪽 아래팔 바깥쪽 통증은 왼쪽 아래다리 바깥쪽을 두드린다.

아래 팔 바깥쪽 통증 부위	통증대응 부위

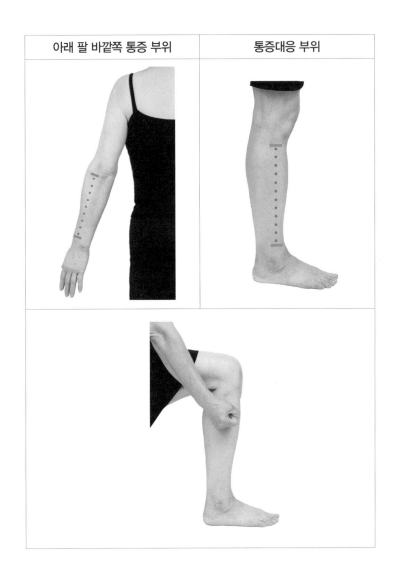

종아리 안쪽 통증 치료

(1) **증상** : 긴장, 충돌 또는 경련으로 인한 종아리 안쪽 통증

(2) **대응치료점** : 윗팔뚝 안쪽

(3) **치료 방식** : 종아리 안쪽 타박상은, '두드리기'식 방법으로, 해당 부위의 치료 통증점에 비례하여 찾아낸다. 만약 긴장성 통증이라면, 몇 분간 더 두드려줘야 한다.

만약 통증이 즉시 가라앉았다면, 방법이 정확하다는 것을 나타낸다. 그렇지 않으면 효과가 나타날 때까지 다시 통증 부위를 찾아야 한다. 종아리 안쪽에 경련이 생기면 위아래는 통한다(上下相通) 원리로 팔뚝 안쪽을 따라 두드리면 증상이 점차 완화된다.

(4) **치료 공식**

① 왼쪽 위팔 안쪽이 아프면 오른쪽 종아리 안쪽을 두드린다.

② 오른쪽 위팔 안쪽이 아프면 왼쪽 종아리 안쪽을 두드린다.

종아리 안쪽 통증 부위	통증대응 부위

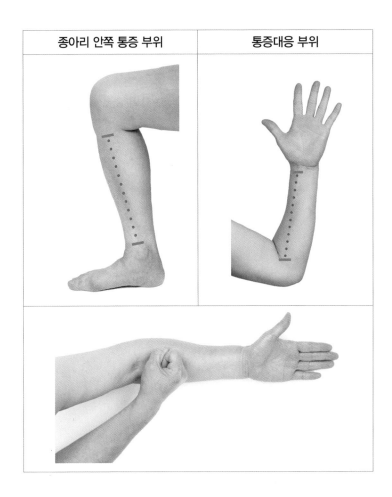

종아리 바깥쪽 통증 치료

(1) **증상** : 종아리 바깥쪽 긴장성 통증, 타박상 통증 또는 경련

(2) **대응치료점** : 앞팔 바깥쪽

(3) **치료 방식** : 종아리 바깥쪽 타박상은 '두드리기'식 방법으로, 해당 부위의 치료 통증점에 비례하여 찾아낸다. 만약 긴장성 통증이라면, 비율을 늘려서 몇 분간 더 두드려줘야 한다.

만약 통증이 즉시 가라앉았다면, 방법이 정확하다는 것을 나타낸다.

그렇지 않으면 효과가 나타날 때까지 다시 통증 부위를 찾아야 한다. 종아리 바깥쪽에 경련이 생기면 위아래는 통한다(上下相通)는 원리로 팔뚝 바깥을 따라 두드리면 증상이 점차 완화된다.

(4) **치료 공식**

① 왼쪽 종아리 바깥쪽 통증은 오른쪽 앞 팔 바깥쪽을 두드린다.

② 오른쪽 종아리 바깥쪽 통증은 왼쪽 앞 팔 바깥쪽을 두드린다.

오른쪽 종아리 바깥쪽 통증대응 부위	통증대응 부위

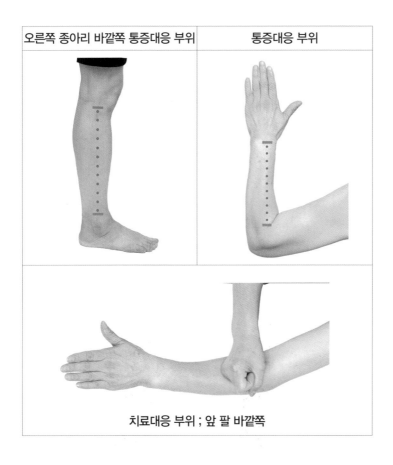

치료대응 부위 ; 앞 팔 바깥쪽

4. 팔꿈치 관절↔무릎 관절 통증 치료

팔꿈치 관절↔무릎 관절 : 팔꿈치가 아프면 무릎 관절을 대응 치료점으로 삼는다.

【정작동 원리 치료공식】
① 왼쪽 팔꿈치 통증은, 오른쪽 무릎 관절을 밀당지압한다.
② 오른쪽 팔꿈치 통증은, 왼쪽 무릎 관절을 밀당지압한다.

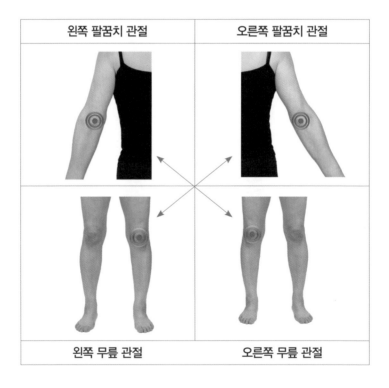

▶ 팔꿈치와 무릎 관절은 인체 내 후두골과 상관자리이다. 정확하게 상관자리를 찾고자 한다면 팔뚝 혹은 종아리 안쪽에 통증이 있는지 바깥쪽에 통증이 있는지를, 아니면 가운데에 통증이 있는지 먼저 파악해야 한다.

팔꿈치 관절 통증과 무릎 관절의 통증 치료

(1) 증상 : 팔꿈치 관절 통증과 무릎 관절 통증

(2) 대응치료점

① 위아래는 통한다(上下相通) 원리에 따라 치료점을 정한다.

② 부종과 통증이 심하지 않으면 교차 원리로 치료점을 정한다.

(3) 치료 방식

① 팔꿈치 관절이 다쳐 통증이 있는 경우, 팔꿈치가 안쪽이든 바깥쪽이든 상관없이 '위아래 연결'의 원리를 이용하여 해당 무릎 관절에 밀당지압을 가한다.

② 정확하게 치료점만 잘 찾아도 통증이 즉석에서 완화된다. 부종과 통증이 심하지 않으면 교차 원리로 치료한다.

③ 무릎 관절이 다쳤을 때에는 급성이든 만성이든 상관없이, 무릎의 안쪽과 바깥쪽에 관계없이, 무릎의 위쪽과 아

래쪽에 연동원리가 적용된다. 해당 팔꿈치 관절의 통증 지점을 찾아 밀당지압을 가한다.

④ 치료점만 잘 찾으면 즉시 통증이 경감되며, 부종과 통증이 심하지 않다면 교차원리로 치료를 한다.

⑤ 「위아래는 통한다(上下相通) 원리」와 교차원리 외에 상관(相關)원리에 따라 치료점을 확대하여 치료를 할 수도 있다.

▶ 왼팔 팔꿈치는 오른손 엄지 둘째 마디, 오른쪽 엄지발 둘째 마디와 상관관계를 지닌다.

(4) 치료 공식

팔꿈치 관절과 무릎 관절 주변은 경락이 많이 지나가기 때문에 다른 부위의 치료방식과 다르다. 여기서는 경락과 경혈보다는 통증 치료점을 찾아 치료하는 것으로 간단하게 목표를 맞추고 있다.

※ 팔꿈치와 무릎 관절은 바깥쪽인지, 안쪽인지를 잘 부합시켜 치료점을 정하는 것이 중요하다.

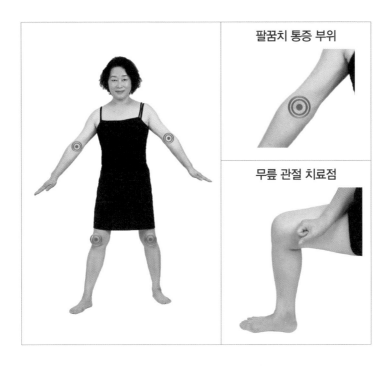

팔꿈치 통증 부위

무릎 관절 치료점

5. 팔뚝[윗팔뚝]↔대퇴[허벅지] 통증 치료

팔뚝[윗팔뚝]↔대퇴[허벅지] : 팔뚝이 아프면 허벅지를 대응 치료점으로 삼는다.

【정작동 원리 치료공식】
① 왼쪽 윗팔뚝 통증은, 오른쪽 허벅지를 두드리거나 밀당지 압한다.
② 오른쪽 팔뚝 통증은, 왼쪽 허벅지를 두드리거나 밀당지압 한다.

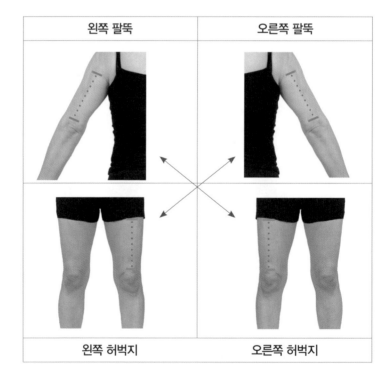

왼쪽 팔뚝	오른쪽 팔뚝
왼쪽 허벅지	오른쪽 허벅지

▶ 팔뚝과 허벅지는 인체 내 머리 뒤통수와 상관자리이다. 정확하게 상관자리를 찾고자 한다면, 팔뚝 혹은 허벅지 안쪽에 통증이 있는지 바깥쪽에 통증이 있는지를, 아니면 가운데에 통증이 있는지 먼저 파악해야 한다.

윗팔뚝 안쪽 통증 치료

(1) **증상** : 윗팔뚝 안쪽 타박상 통증 또는 긴장성 통증

(2) **대응치료점** : 허벅지 안쪽

(3) **치료 방식** :

① 윗팔뚝 안쪽 타박상은 허벅지 안쪽을 비율에 맞춰 '두드리기' 기술을 적용한다.

② 수기법(手技法)으로 환자가 견딜 수 있는 한, 센 강도로 두드린다. 만약 아픈 곳이 드러나면 더 세게 두드린다. 타박상 통증이 만약 즉석에서 완화된다면 치료방법이 정확하다는 것을 의미한다.

③ 그렇지 않으면 효과가 나타날 때까지 다시 통증점 부위를 찾아야 한다.

※ 만약 긴장성 부상이라면 허벅지 안쪽을 따라, 위에서 아래로 두들겨야 효과가 좋다.

(4) 치료 공식 :

① 왼쪽 윗팔뚝 안쪽 통증은 오른쪽 허벅지 안쪽을 두드린다.

② 오른쪽 윗팔뚝 안쪽 통증은 왼쪽 허벅지 안쪽을 두드린다.

왼쪽 윗팔뚝 통증 부위	오른쪽 통증대응 부위

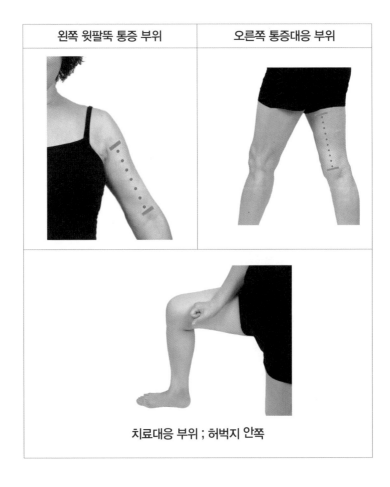

치료대응 부위 ; 허벅지 안쪽

윗팔뚝 바깥쪽 통증 치료

(1) **증상** : 윗팔뚝 바깥쪽 타박상 통증 또는 긴장성 통증

(2) **대응치료점** : 허벅지 바깥쪽

(3) **치료 방식** :

① 팔뚝 바깥쪽의 통증을 치료하려면 팔의 해당 부위 통증에 비례하여 반대편 허벅지 바깥쪽을 '두드리기' 기술을 적용한다.

② 허벅지 옆쪽 통증의 경우 '두드리기' 기법을 사용하여 환자가 견딜 수 있는 최대한의 힘으로 두드려야 한다.

③ 만약 더 아픈 지점이 있으면 더 많이 두드려, 타박상 통증이 즉시 줄어든다면 방법이 정확하다는 것을 의미한다.

④ 아니면 효과가 나타날 때까지 통증 부위를 다시 찾아야 한다.

⑤ 긴장성 부상하면, 허벅지 바깥쪽을 따라 위에서 아래로 두들겨야 효과가 좋다.

(4) **치료 공식**

① 왼쪽 윗팔뚝 바깥쪽 통증은 오른쪽 허벅지 바깥쪽을 두드리거나 강하게 밀당지압을 가한다.

② 오른쪽 윗팔뚝 바깥쪽에 통증이 있을 때는 왼쪽 허벅지

바깥쪽을 두드리거나 강하게 밀당지압을 가한다.

윗팔뚝 바깥쪽 통증 부위	통증대응 부위

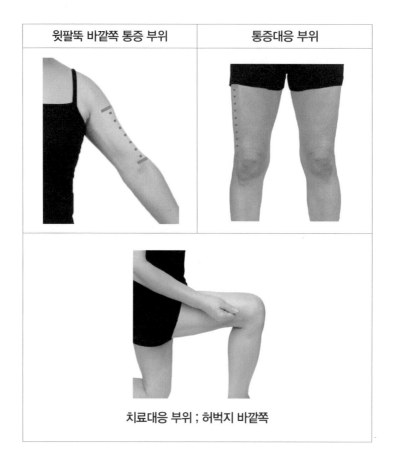

치료대응 부위 ; 허벅지 바깥쪽

허벅지 안쪽 통증 치료

(1) **증상** : 긴장으로 인한 허벅지 안쪽의 통증, 충격 시 통증 또는 경련

(2) **대응치료점** : 윗팔뚝 안쪽

(3) **치료 방식** :

① 허벅지 안쪽 통증은 '두드리기'식 수법으로 대응치료 부위의 치료 통증점을 비례적으로 찾아낸다.

② 만약 긴장성 통증이라면 비율을 더 늘려야 하며, 몇 분간 두들긴 후 통증이 즉시 가라앉으면 방법이 정확하다.

③ 아니면 효과가 나타날 때까지 다시 통증 부위를 찾아야 한다.

④ 만약 허벅지 안쪽에 경련이 생기면, '위아래는 통한다'는 원리로 팔뚝 안쪽을 따라 두드리면 점차 완화된다.

(4) **치료 공식** :

① 왼쪽 허벅지 안쪽이 아프면 오른쪽 위팔 안쪽을 두드린다.

② 오른쪽 허벅지 안쪽이 아프면 왼쪽 위팔 안쪽을 두드린다.

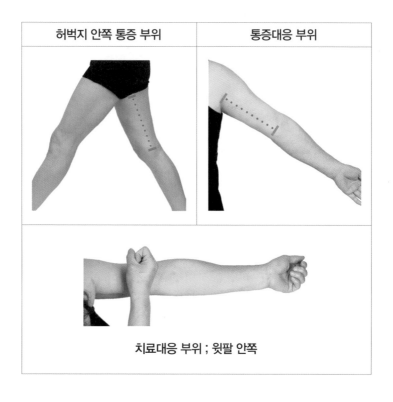

허벅지 안쪽 통증 부위	통증대응 부위

치료대응 부위 ; 윗팔 안쪽

허벅지 바깥쪽 통증 치료

(1) **증상** : 허벅지 바깥쪽 긴장성 통증, 타박상 통증 또는 경련

(2) **대응치료점** : 윗팔뚝 안쪽

(3) **치료 공식** :

① 허벅지 바깥쪽 통증은, '두드리기'식 기법을 사용한다.

② 대응되는 부위의 치료 통증점을 비례하여 찾아낸다. 만약

긴장된 경우라면 비율을 늘려야 하며, 몇 분간 두들긴 후 통증이 즉시 가라앉으면 방법이 정확하다고 판단한다.

③ 그렇지 않으면 효과가 나타날 때까지 다시 통증 부위를 찾아야 한다.

④ 만약 허벅지 바깥쪽에 경련이 생기면, '위아래는 통한다'는 원리로 윗팔뚝 바깥쪽을 따라 몇 분간 더 두드리면 통증이 즉시 완화된다.

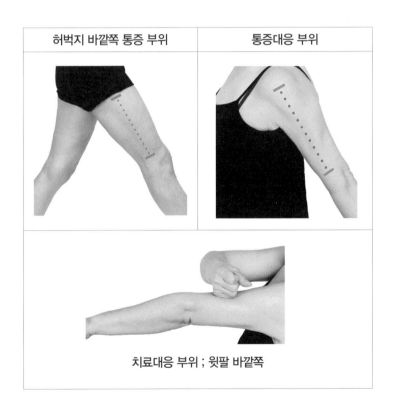

허벅지 바깥쪽 통증 부위	통증대응 부위

치료대응 부위 ; 윗팔 바깥쪽

6. 어깨 관절[견관절]↔엉덩이[고관절] 통증 치료

어깨 관절[견관절]↔엉덩이[고관절] : 어깨 관절이 아프면 엉덩이를 대응치료점으로 삼는다.

【정작동 원리 치료공식】
① 왼쪽 어깨 관절 통증은, 오른쪽 엉덩이를 두드리거나 강지압한다.
② 오른쪽 어깨 관절 통증은, 왼쪽 엉덩이를 두드리거나 강지압한다.

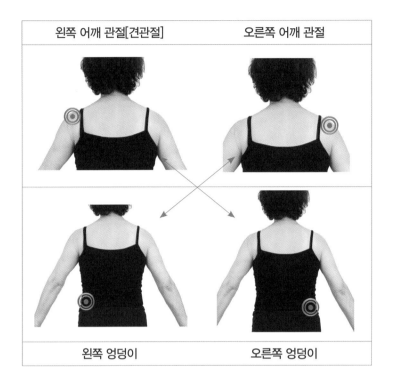

왼쪽 어깨 관절[견관절]	오른쪽 어깨 관절
왼쪽 엉덩이	오른쪽 엉덩이

▶ 팔뚝과 허벅지는 인체 내 머리 뒤통수와 상관자리이다. 정확하게 상관자리를 찾고자 한다면, 팔뚝 혹은 허벅지 안쪽에 통증이 있는지 바깥쪽에 통증이 있는지를, 아니면 가운데에 통증이 있는지 먼저 파악해야 한다.

어깨 관절 안쪽 통증 치료

(1) 증상 : 어깨 관절 안쪽에 타박상 통증이나 긴장성 통증

(2) 대응치료점 : 고관절 정면

(3) 치료 방식 :

① 어깨는 방심한 상태에서 갑자기 넘어졌을 때 가장 많이 힘을 받는 부위로, 이곳의 손상(損傷)이 가장 흔하다.

② 밀당지압 기술로, 대응되는 고관절에서 치료 통증점을 찾아낸다.

③ 밀당지압으로 기혈운행을 자극하여 어깨통증이 즉시 경감되면, 방법이 정확하다는 의미가 된다.

④ 아니면 효과가 나타날 때까지 다시 통증점 부위를 찾아야 한다.

(4) 치료 공식 :

① 왼쪽 어깨 관절 안쪽 통증은 오른쪽 고관절 정면[안쪽]을 지압으로 압박한다.

② 오른쪽 어깨 관절의 안쪽 통증은 왼쪽 고관절 정면[안쪽]에 지압으로 압박한다.

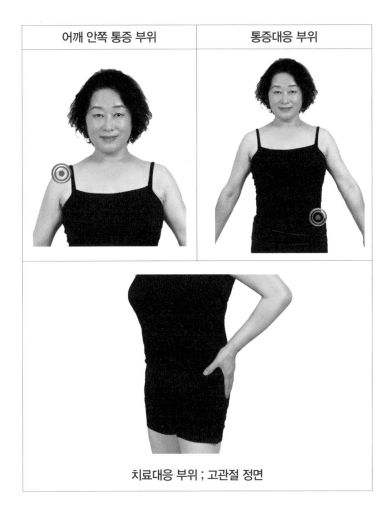

어깨 안쪽 통증 부위	통증대응 부위

치료대응 부위 ; 고관절 정면

어깨 관절 바깥쪽 통증 치료

(1) **증상** : 어깨 관절 바깥쪽 타박상 통증이나 긴장성 통증

(2) **대응치료점** : 고관절 뒷면

(3) **치료 방식** :

① 어깨는 의도치 않게 넘어졌을 때 가장 많이 힘을 받는 부위로, 이곳의 부상이 가장 흔하다.

② 밀당지압을 통하여 대응되는 고관절에서 치료 통증점을 찾아낸다.

③ 지압으로 기혈운행을 자극하며, 만약 어깨의 통증이 즉시 경감되면 이 방법이 정확하다는 의미이다.

④ 아니면 효과가 나타날 때까지 다시 통증점 부위를 찾아야 한다.

(4) **치료 공식**

① 왼쪽 어깨 관절 통증의 경우 오른쪽 고관절 뒷면[바깥쪽]을 압박지압한다.

② 오른쪽 어깨 관절 통증은, 왼쪽 고관절 뒷면[바깥쪽]을 압박지압한다.

어깨 바깥쪽 통증 부위	통증대응 부위

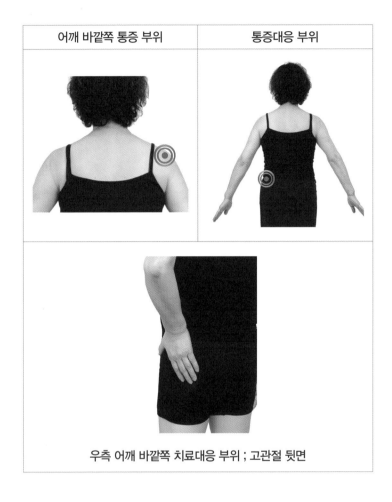

우측 어깨 바깥쪽 치료대응 부위 ; 고관절 뒷면

고관절 안쪽 통증 치료

(1) 증상 : 고관절 안쪽 타박상 통증

(2) 대응치료점 : 어깨 관절 안쪽

(3) 치료 방식 :

① 고관절 안쪽 손상의 대응 부위는 어깨 관절 안쪽으로 밀당지압 기법을 사용한다.

② 대응 부위에서 치료 통증점을 찾아, 몇 분간 밀당지압를 한다.

③ 만약 통증이 즉시 감소하면 방법이 정확하다는 의미가 된다.

④ 그렇지 않으면 효과가 나타날 때까지 통증점 부위를 다시 찾아야 한다.

(4) 치료 공식 :

① 왼쪽 고관절 안쪽 통증은, 오른쪽 어깨 관절 안쪽을 압박 지압한다.

② 오른쪽 고관절 안쪽 통증은, 왼쪽 어깨 관절 안쪽을 압박 지압한다.

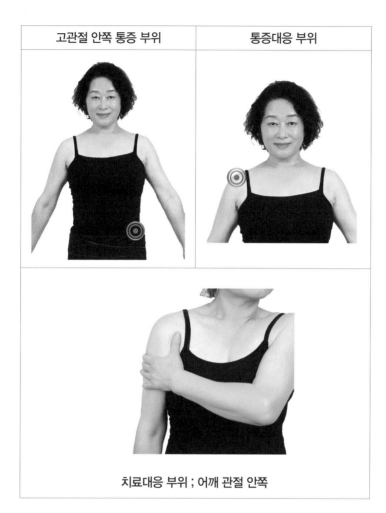

고관절 안쪽 통증 부위	통증대응 부위

치료대응 부위 ; 어깨 관절 안쪽

고관절 바깥쪽[측면] 통증 치료

(1) 증상 : 고관절 바깥쪽 타박상 통증

(2) 대응치료점 : 어깨 관절 바깥쪽[측면]

(3) 치료 방식 :

① 고관절 바깥측 손상의 대응 부위는 어깨 관절 바깥쪽[측면]으로 밀당지압 수기(手技)법을 사용한다.

② 대응되는 부위에서 치료 통증점을 찾아, 몇 분간 지압을 한다.

③ 만약 통증이 즉시 감소하면, 방법이 정확하다는 의미가 된다.

④ 아니면 효과가 나타날 때까지 통증점 부위를 다시 찾아야 한다.

(4) 치료 공식 :

① 왼쪽 고관절 바깥쪽 통증은, 오른쪽 어깨 관절 바깥쪽을 밀당지압한다.

② 오른쪽 고관절 바깥쪽 통증은, 왼쪽 어깨 관절 바깥쪽을 밀당지압한다.

왼쪽 고관절 바깥쪽 통증 부위	오른쪽 통증대응 부위

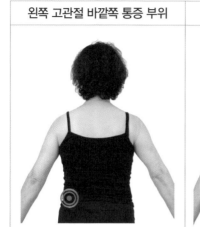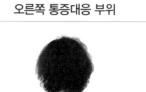

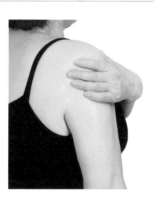

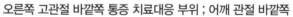

오른쪽 고관절 바깥쪽 통증 치료대응 부위 ; 어깨 관절 바깥쪽

7. 허리[요부(腰部)]↔견갑골 통증 치료

허리[요부(腰部)]↔견갑골 : 허리가 아프면 견갑골을 대응치
료점으로 삼는다.

【정작동 원리 치료공식】
① 허리 통증이 오면, 견갑골을 밀당지압하여 치료한다.
② 견갑골에 통증이 오면, 허리를 밀당지압하여 치료한다.

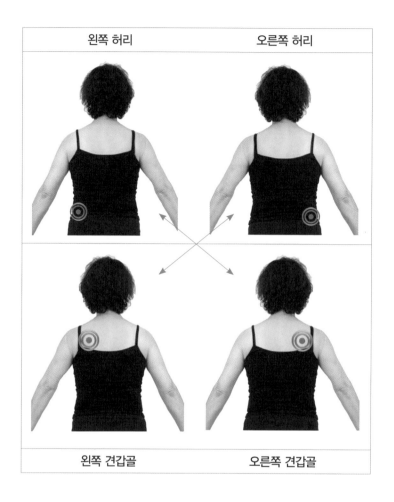

왼쪽 허리	오른쪽 허리
왼쪽 견갑골	오른쪽 견갑골

허리 염좌[허리 삐었을 때] 통증 치료

(1) **증상** : 허리 부위 염좌 통증

(2) **대응치료점** : 견갑골 주위

(3) **치료 방식** : 환자는 엎드려 있으며, 다른 사람은 손바닥으로 몇 분간 '추나 마사지'를 하여 견갑골의 치료 부위에 위치하도록 한다. 만약 요통이 즉시 경감된다면 방법이 정확하다는 의미이며, 그렇지 않으면 효과가 나타날 때까지 다시 통증 부위를 찾아야 한다.

(4) **치료 공식** :

① 왼쪽 허리 부위 통증인 경우 오른쪽 견갑골 부위를 지그시 누른다.

② 오른쪽 허리 부위 통증인 경우 왼쪽 견갑골 부위를 마사지한다.

※ 요통을 오래 치료해도 낫지 않는다면 만성통증 질환으로 바뀌므로, 좀 정교한 유사침(레이저 침구, 통증치료원리침, 기경자침) 혹은 신통약발로 치료해야 한다.

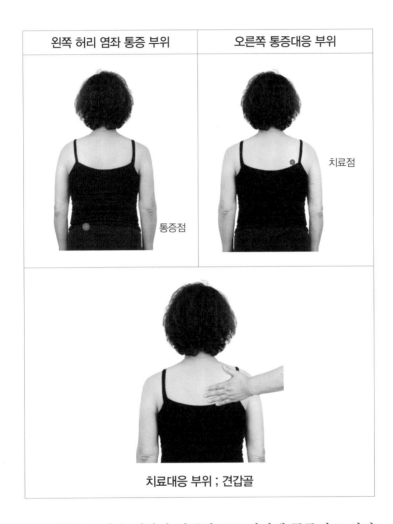

왼쪽 허리 염좌 통증 부위	오른쪽 통증대응 부위

치료점

통증점

치료대응 부위 ; 견갑골

※ 고황(膏肓)혈은 심장과 상통하므로 여기에 통증이 느껴지
면 지압치료는 삼가는 것이 좋다.

견갑골 통증 치료

(1) 견갑골 충돌 통증

(2) 대응치료점 : 허리[요부(腰部)]

(3) 치료 방식 :

① 환자는 엎드려 누운 상태에서 국제공인 침구전문의에게 요추 부위를 몇 분간 '밀당 마사지'해 달라고 요청해야 한다.

② 견갑골 통증이 즉석에서 감소하면 방법이 정확하다고 판단한다.

③ 아니면 효과가 나타날 때까지 통증 부위를 다시 검색해야 한다.

▶ 특별 주위 : 많은 현대인들이 목, 어깨 부위의 통증으로 고통받고 있다.

닥터 방 연구에 따르면 고황혈은 심장과 연결되어 있으므로, 이 부위의 통증은 근골격계 통증이 아니라 내부 장기의 질병이다. 때문에 위험을 피하기 위해 해당 부위는 누르지 말아야 한다.

(4) 치료 공식 :

① 좌측 견갑골 통증은 우측 허리를 유사침 혹은 밀당지압한다.

② 우측 견갑골 통증은 좌측 허리를 유사침 혹은 밀당지압
한다.

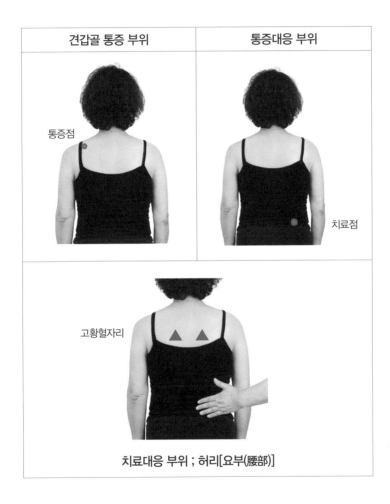

견갑골 통증 부위	통증대응 부위
통증점	치료점

고황혈자리

치료대응 부위 ; 허리[요부(腰部)]

8. 손등↔발등 통증 치료

손등↔발등 : 손등이 아프면 발등을 대응치료점으로 삼는다.

【정작동 원리 치료공식】

① 왼쪽 손등 통증은, 오른쪽 발등을 유사침 혹은 밀당지압
   한다.
② 오른쪽 손등 통증은, 왼쪽 발등을 유사침 혹은 밀당지압
   한다.

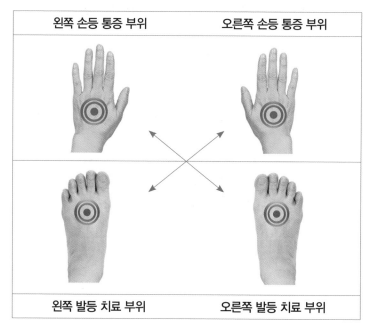

| 왼쪽 손등 통증 부위 | 오른쪽 손등 통증 부위 |
| 왼쪽 발등 치료 부위 | 오른쪽 발등 치료 부위 |

▶ 손등과 발등은 모두 허리와 상관자리이다.

손등 통증 치료

(1) **증상** : 손등 타박상 통증

(2) **대응치료점** : 발등

(3) **치료 방식** :

① 손등 타박상의 대응되는 치료 부위는 발등이다.

② 쓸어 내리는 신통약발(足技法) 혹은 두드리는 수기(手技) 법으로 환자가 참고 견딜 수 있는 범위 내에서 강한 힘으로 몇 분간 발등을 자극한다. 만약 손등의 통증이 즉시 경감된다면 방법이 정확하다는 것을 의미하고, 그렇지 않으면 효과가 나타날 때까지 다시 통증의 위치를 찾아야 한다.

(4) **치료 공식**

① 왼쪽 손등 통증은 오른쪽 발등을 강하게 두드리거나 유사 침을 사용한다.

② 오른쪽 손등 통증은 왼쪽 발등을 강하게 두드리거나 유사 침을 사용한다.

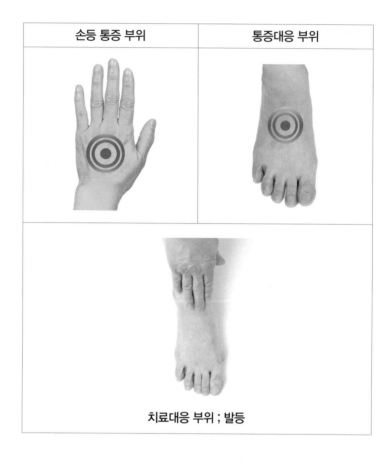

손등 통증 부위	통증대응 부위

치료대응 부위 ; 발등

발등 통증 치료

(1) 증상 : 발등 타박상 통증

(2) 대응치료점 : 손등

(3) 치료 방식 :

① 발등의 타박상의 대응되는 치료 부위는 손등이다. 두드리는 수기법으로 환자가 견딜 수 있는 범위 내에서 강하게 힘으로 몇 분간 손등을 두드린다.

② 만약 발등의 통증이 즉시 경감된다면 방법이 정확하다는 것을 의미하고, 그렇지 않으면 효과가 나타날 때까지 다시 통증의 위치를 찾아야 한다.

(4) 치료 공식

① 왼쪽 발등 통증은 오른쪽 부은 듯한 손등을 두드린다.

② 오른쪽 발등에 통증이 있으면 왼손 손등을 두드려 준다.

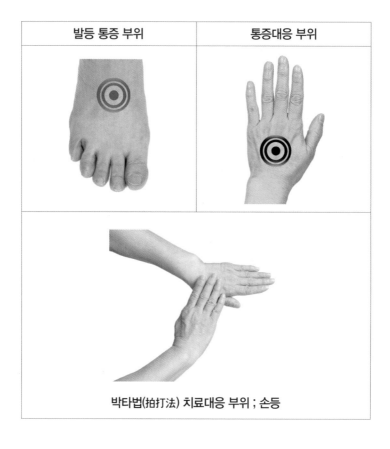

발등 통증 부위	통증대응 부위

박타법(拍打法) 치료대응 부위 ; 손등

9. 손바닥↔발바닥 통증 치료

손바닥↔발바닥 : 손바닥이 아프면 발바닥을 대응치료점으로 삼는다.

【정작동 원리 치료공식】

① 왼쪽 손바닥 통증은, 오른쪽 발바닥에 유사침 혹은 밀당 지압한다.

② 왼쪽 발바닥 통증은, 오른쪽 손바닥에 유사침 혹은 밀당 지압한다.

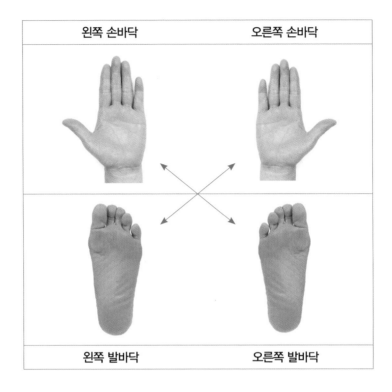

왼쪽 손바닥	오른쪽 손바닥
왼쪽 발바닥	오른쪽 발바닥

▶ 손바닥과 발바닥은 모두 앞 팔 안쪽, 종아리와 상관자리
   이다.

발바닥 통증 치료

(1) 증상 : 발바닥 부위별 통증

(2) 대응치료점 : 손바닥의 각 부위

(3) 치료 방식 : 신통약발 혹은 지압마사지 수법으로, 대응되는 치료 부위에 지압마사지를 몇 분간 하여 통증이 있는 곳을 여러 번 마사지하면, 통증이 가라앉을 수 있으며 통증이 없어질 때까지 수차례 반복 시행한다.

(4) 치료 공식 :

① 왼쪽 발바닥 통증은 오른쪽 손바닥의 대응점을 누른다.

② 오른손 발바닥 통증은 왼쪽 손바닥의 대응점을 누른다.

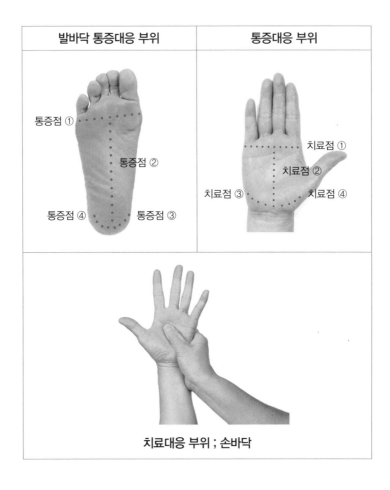

발바닥 통증대응 부위	통증대응 부위
통증점 ① 통증점 ② 통증점 ④ 통증점 ③	치료점 ① 치료점 ② 치료점 ③ 치료점 ④

치료대응 부위 ; 손바닥

손바닥 통증 치료

(1) 증상 : 손바닥 부위별 통증

(2) 대응치료점 : 발바닥의 각 부위

(3) 치료 방식 : 밀당지압 수기(手技)법으로, 대응되는 치료 부위에 지압마사지를 몇 분 동안, 통증 부위를 여러 번 마사지하면 통증이 가라앉을 수 있으며, 통증이 없어질 때까지 수차례 반복 시행한다.

(4) 치료 공식 :

① 왼쪽 손바닥 통증은 오른쪽 발바닥 대응점을 밀당지압 한다.

② 오른쪽 손바닥 통증은 왼쪽 발바닥 대응점을 밀당지압 한다.

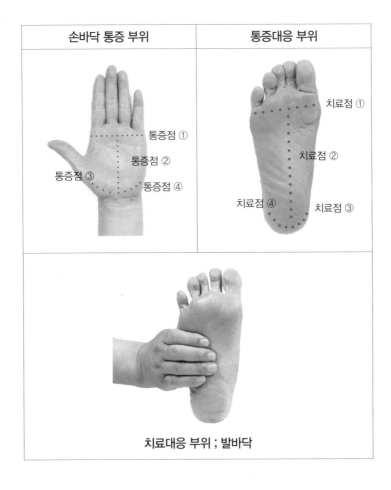

손바닥 통증 부위	통증대응 부위

손바닥 통증 부위:
통증점 ①
통증점 ②
통증점 ③
통증점 ④

통증대응 부위:
치료점 ①
치료점 ②
치료점 ③
치료점 ④

치료대응 부위 ; 발바닥

발꿈치 통증 치료

(1) **증상** : 발꿈치 통증은 현대인에게 매우 흔한 질병으로 '족저근막염'이라고도 불리며, 이는 전통 한의학과 서양 의학의 모든 골칫거리이다. 사실 그것은 근막염증 문제일 뿐만 아니라 내부 장부의 기혈순환에도 관련되어, 치유되기까지는 시간이 걸린다.

(2) **대응치료점** : 다음 사진에서 볼 수 있듯이 발바닥/발등 통증 부위에 해당하는 손바닥/손등 부위가 대응치료점이 된다.

(3) **치료 방식** :

① 발꿈치 안쪽의 통증은 밀당지압 수기(手技)법으로, 손바닥 안쪽의 해당 부위를 누르고 비교적 아픈 지점에 밀당지압 마사지를 가한다. 매일 반복하여 시행함에 따라, 점차적으로 통증은 사라진다.

② 발꿈치 바깥쪽의 통증은 밀당지압 수기법으로, 손등 바깥쪽의 해당 부위를 누르고 상대적으로 더 아픈 지점에 대하여 지압마사지를 가한다. 매일 반복하여 시행함에 따라, 점차적으로 통증은 사라진다.

※ 발뒤꿈치 통증은 손목 부근의 해당 치료 지점을 지압하여

마사지를 해야 한다.

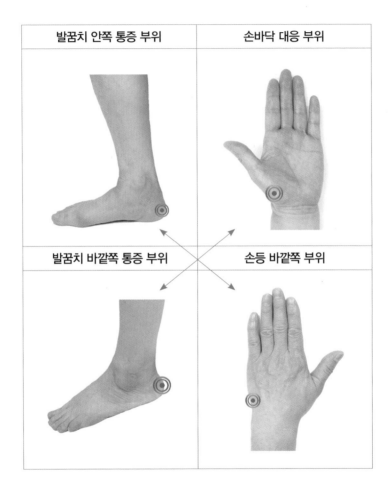

발꿈치 안쪽 통증 부위	손바닥 대응 부위
발꿈치 바깥쪽 통증 부위	손등 바깥쪽 부위

(4) 치료 공식 :

① 오른쪽 발뒤꿈치 통증의 경우 왼쪽 손에서 해당 지점을
지압한다.

② 왼쪽 발뒤꿈치가 아프면, 오른쪽 손에서 해당 부위를 지압한다.

발뒤꿈치 왼쪽 통증 부위	손등 바깥쪽 치료점
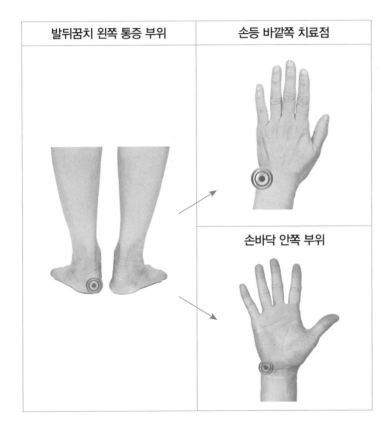	

제 **3** 부

자가치유원리

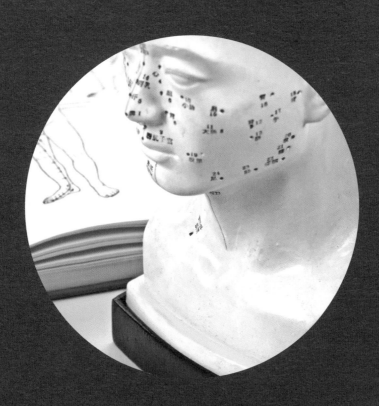

제 **1** 장

안면관찰 히든카드 :
입술 · 인중 · 코

1. 입술과 장부의 연관

비(脾)의 병리변화는 입 부위에서 반영된다. 따라서 입술을 보면, 비위(脾胃)의 병리변화를 알 수 있다. 입술의 형태와 색깔의 변화와 근육의 무성함 혹은 시들함을 보거나 피부 두께 등을 보면, 연관이 있는 장부의 기능 상태를 추측해 알 수 있다.

입술에 분포되어 있는 장부를 본다면, 장부와 입술은 대응하는 관계로 장부가 차지하는 구역은 입술과 상응하는 부위다. 구체적인 대응관계는 아래와 같다.

입을 살짝 닫고 양쪽 입꼬리에 가로선을 긋는다. 그다음에 코의 중앙에서 위아래 입술의 중앙으로 수직선을 긋는다. 입술을 4등분으로 나눈 후 그다음에 두 개의 선으로, 직각 중간을 지나는 사선(斜線)을 긋고 입술을 8등분으로 나눈다. 각 장(臟) 혹은 부(腑)를 각각의 영역에 분배한다. 그다음에 각 구역의 형태, 색깔과 광택 등을 근거해 생리, 병리변화를 판단한다.

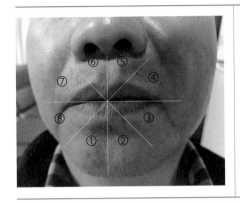

① 폐, 대장
② 신, 방광
③ 상초
④ 간, 담
⑤ 중초
⑥ 심, 소장
⑦ 비, 위장
⑧ 하초

1구역 ⇨ 폐, 대장에 속한다. 폐열이 나는 환자는, 대개 입술 아래에 포진이 생긴다.

2구역 ⇨ 신장, 방광에 속한다. 급성신장염을 앓고 있는 환자는 이 부위가 붉은 보라색이고, 만성신장염 환자는 이 부위가 암흑색을 띤다.

3구역 ⇨ 상초[횡경막 윗부분], 가슴 뒤쪽 등 부위, 흉강의 내부 장기, 목, 두개골, 오관에 속한다. 상초에 화(火)기운이 왕성한 사람은 모두 이 부위에 쉽게 포진이 일어나며, 입꼬리가 궤양이 생기기 쉽다.

4구역 ⇨ 간담(肝胆)구역이다. 간담에 습열, 어열(瘀热, 정체열), 간담의 화(火)가 왕성한 환자는 모두 포진, 통증, 가려움증 등이 있다.

5구역 ⇨ 몸통 가운데 부분[중초]에 속한다. 중초 질병을 앓고 있는 환자는 이곳이 붓고, 포진 등이 나타난다.

6구역 ⇨ 심장, 소장에 속한다. 심장 관련 부위에 열이 있고 소장 경락에 열이 있을 때마다, 팔자주름의 오른쪽(鼻唇沟, 비순구)에 포진이 생긴다.

7구역 ⇨ 비와 위에 속한다. 비, 위에 질병이 있다면 모두 이곳에 포진이 생기거나 붉게 부어오른다.

8구역 ⇨ 몸통 아랫부분[下焦, 하초]에 속한다. 하초에 습열이 있고, 어혈이 있는 사람은 이곳에 포진이 생기고, 입꼬리가 부어오르거나 입가가 문드러진다.

2. 입술은 신체 건강의 바로미터

건강한 입술색은 옅은 붉은색을 띠며, 촉촉하거나 건조하지 않으며 궤양이 없고 갈라지지 않는다. 신체에 이상이 생겼을 때, 입술에서 처음으로 나타난다. 입술색의 변화를 파악하는 것은, 자신의 건강을 파악하는 것과 같다.

(1) 입술의 색깔 : 입술이 붉은색을 띠거나 짙은 붉은색 혹은 자주색을 띠는 경우

① 병증 : 화(火)가 비교적 크고 색깔이 점점 짙어질수록, 화는 점점 커진다.

② 자주 볼 수 있는 불편 증상 : 치통, 두통, 어지러움, 변비, 오줌이 누렇게 나온다.

③ 치유 방법 : 매운 음식, 당류, 닭고기, 양고기 등의 섭취를 줄인다. 현삼 30g, 생지황 30g, 맥문동 30g, 육계 2g으로 달여 마신다.

(2) 입술의 색깔 : 노란색을 띠는 경우

① 병증 : 이 병의 근본 원인은 비장의 기운이 약하거나, 습열 때문이다. 이 입술색은 대부분 정신적 피로, 팔다리

냉증, 어지러움을 동반한다.

② 두 입술이 노랗게 변하고 건조하다면, 비장 분비 장애가 있다. 면역 체계의 저항력과 피를 만드는 기능을 보조하는 것이 약해지면, 쉽게 감염이 된다. 입술 안쪽이 노란 색을 띠면 간염이 있다는 말이며 색이 어둡고 탁하면, 간 담의 기능이 좋지 않다는 것을 나타낸다.

③ 치유방법 : 황금건비탕(늙은 호박 500g 노랑고구마 500g, 모조 500g, 붉은 팥 100g에 물을 많이 붓고 약불에 미음을 쑤어 마신다.)

(3) 입술 색깔 : 입술이 청색을 띠는 경우

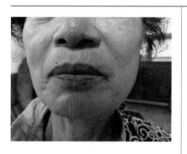	① 병증 : 체내에 피가 뭉치고 기가 막히는 상태가 비교적 선명하다는 말이다. ② 자주 볼 수 있는 불편한 증상 : 가슴의 답답함, 한숨을 자주 쉬는 것, 가슴 부위에 찌르는 듯한 통증이 있는 것, 악몽을 꾸는 것

③ 치료방법 : 매일 30분씩 조깅하기. 매일 약간의 식초를 마시면, 인체 내의 혈액순환을 촉진하고 어혈을 제거하고 기분을 개선시키는 작용이 있다.

(4) 입술의 색깔 : 입술이 '옅은 흰색(淡白)'을 띠는 경우

① 병증 : 신체 내에 기혈이 상대적으로 결핍한 유형이라는 것을 말한다.

② 자주 볼 수 있는 불편한 증상 : 피로함, 나른함, 등판의 통증, 성욕이 낮은 것 등

③ 치료방법 : 생선살, 닭고기, 소고기, 양고기, 계란 등 높은 영양물질의 섭취를 늘린다. 과도하게 밤을 새지 않는다.

(5) 입술의 색깔 : 입술 주위의 피부가 검은색으로 둘레가 처진 경우

① 병증 : 신체 내에 습기(濕氣)가 있다. 신장과 비위가 모두 허(虛)한 상태이다.

② 자주 볼 수 있는 불편 증상 : 식욕 감소, 소화불량, 하지의 무거운 느낌, 빈뇨 등

③ 치료방법 : 각종 달콤한 음식, 기름지고 차가운 음식 등을 피한다. 밥을 먹고 곧바로 침대에 눕거나 잠을 자지 않는다. 매일 따뜻한 물로 족욕을 한다.

3. 코와 장부의 연관

코와 폐는 상호 대응한다. 코는 인체의 각 장부기관과 모두 연관이 있다. 코는 인체의 오장육부와 밀접한 생리와 병리관계가 있다고 본다. 코와 폐, 비, 담, 신장, 심장 등 장부와 관계가 특히 밀접하다. 따라서 질병을 진단할 때, 코 부위 주위의 색깔의 변화를 관찰하는 것은 중요하다. 정확히 진단을 내리고 싶다면 반드시 먼저 코 부위의 서로 다른 부위와 신체의 대응관계를 확실히 해야 한다.

코는 혈맥이 모이는 곳이며, 비장은 피를 통솔하며 피를 만들어내는 기능을 가지고 있다. 비장이 피를 통솔하고 피를 만들어내는 기능은 코의 생리 기능에 영향을 미칠 수 있으며, 비기(脾氣) 승청(升淸) 기능의 협조에 의지해야 완성될 수 있다. 비장이 건강하지 못하면 인체 내에서 밖으로 나 있는 아홉 개의 통로(九竅) 역시 불편한 상태가 된다.

담(胆)은 간혈(肝穴) 바깥쪽에 위치한다. 담경의 기[에너지]는 위로 뇌까지 올라가며, 아래로는 코까지 내려간다. 담열(膽熱)의 이동은 코에 영향을 줄 수 있으며, 축농증을 발생시킨다.

코는 호흡을 맡으며, 신기(腎氣)의 협조에 의지한다. 신장이 공기를 받아들이지 못한다면, 천식이 생긴다. 신장의 기가 부족하거나 양(陽)이 허약하면, 코가 쉽게 풍한에 의해 침입받아 재채기를 많이 하게 된다.

심장은 양쪽 눈의 안쪽 눈자위의 연결선 중앙에 위치해 있다. 코는 후각을 맡으며, 심경(心經) 기능의 협조와 참여를 필요로 한다. 따라서 심장이 후각을 맡는다고도 말할 수 있다. 심장은 맥(脉)을 주관하며 코는 혈맥이 모이는 곳으로, 심장이 건강한지 건강하지 않은지는 코의 질병에 영향을 미칠뿐더러 코의 질병을 초래한다.

간은 양쪽 광대뼈 연결선과 코의 정중앙선이 교차되는 지점, 즉 심혈(心穴)과 비혈(脾穴) 사이 중간에 있다. 간에 문제가 생긴다면, 이 부위에서 반응이 나타난다.

4. 코의 오장육부 대응도

코에 구역을 나누면, 인체의 오장육부와 사지와 상호 대응한
다. 우리는 이것으로 신체의 건강상태를 측정할 수 있다. 전
체적으로 보자면 코에 분포되어 있는 인체의 각 부위는 마치
한 사람이 앉아 있는 것과 같다.

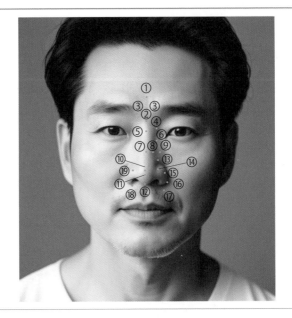

① 인후 ② 귀 ③ 폐 ④ 가슴 ⑤ 심장 ⑥ 유방 ⑦ 간 ⑧ 담
⑨ 등 ⑩ 비장 ⑪ 소장 ⑫ 대장 ⑬ 요추 ⑭ 윗팔 ⑮ 엉덩이뼈
⑯ 무릎정강이 ⑰ 발가락 ⑱ 고환 ⑲ 외음

5. 코의 색깔과 형태

코와 장부의 대응을 근거해 코에 서로 다른 색깔이 나타나는 것은, 신체에 이상이 생겼다는 말이다. 서로 다른 색깔의 변화와 대표하는 형태를 이해하면, 언제든 자신의 건강상태를 파악할 수 있다.

(1) 코의 색이 푸른 경우

① 코 부위가 청황색(푸르고 노란색) : 대개 간의 질병이다.

② 코의 머리 부분이 푸른 경우 : 주로 배의 통증이다.

③ 코끝이 푸르고 노란 것 : 대다수는 임병(淋病)이다.

(2) 코의 색이 빨간 경우

① 코의 색이 붉은 것 : 주로 폐와 비 두 개의 관련 부위에 열이 있거나 주로 풍병(风病)이 있다는 것이다.

② 얼굴이 붉은데 코가 더 붉은 경우 : 자주 술을 마시는 사람이다.

③ 부녀(婦女)의 콧마루가 어두운 붉은색을 띠고, 양측에 황갈반이 있는 경우 대다수는 월경불순, 폐경이다.

(3) 코의 색이 노란 경우

① 코 부위가 흑황색이면서 빛나는 경우 : 어혈(淤血)이 있는
것.

② 코 부위가 황흑색이면서 시들한 느낌일 경우 : 비장의 진
액이 고갈되어 있다.

③ 코끝 색이 노란 경우 : 안에 습열이 있고, 대개 가슴속(胸
中)에 한기가 있다.

(4) 코의 색이 하얀 경우

① 코 부위의 색깔이 옅은 흰색을 띨 경우 : 대개 폐에 질병
이 있다. 예를 들면 한담(寒痰), 만성기관지염을 앓고 있
다는 말이다.

② 코 부위가 하얀 경우 : 원기가 허약하고 혈허(血虛), 비장
과 위장이 허약하여 냉기가 있다.

(5) 코의 색이 검을 경우

① 코끝 색이 검으면서 광이 날 경우 : 폭식하며 음식을 절제
못함.

② 코끝이 검고 바싹 말랐을 경우 : 방사에 의한 과로.

③ 코의 색이 거무스름할 경우 : 대다수는 혈어(血瘀)의 질병

이다.

④ 부녀의 코가 약간 검을 경우 : 방광과 자궁의 질병이 있다.

⑤ 남성의 코가 검고 인중까지 검은 것이 침입했을 경우 : 한기(寒氣)가 간(肝)과 신장을 상하게 하고, 고환(睾丸) 통증을 앓고 있다.

6. 인중(人中)과 장부 간의 연관

인중은 코와 입술을 연결하는 중요한 부위로, 수많은 경락이 모두 이곳을 통해 지나간다. 따라서 인체의 몇몇 병리변화 역시 입술에서 나타난다. 인중은 비위와 연관이 있다. 인중골 역시 건강을 반영하고 있다. 정상인의 인중골의 길이와 다른 것은 모두 남녀를 막론하고 '방광, 자궁'에 병변이 있다는 말이며, 또한 길이의 차이가 클수록 증상은 더욱 뚜렷해진다. 남자는 성 기능, 생육 방면의 병이 있다는 말이며 여자는 생리, 태(胎), 출산 등에 이상이 있다는 말이다. 구체적인 분석은 다음과 같다.

(1) 인중골이 분명하지 않고 골이 얕고 평평하며 희미하게 보이는 사람은 자궁의 발육이 비교적 나쁘거나 자궁이 작으며, 월경량이 너무 많고 임신을 한 후에 쉽게 유산한다.

(2) 인중골의 위가 넓고 아래가 좁은 경우 또는 얕은 경우 대부분 자궁이 앞으로 기울어지며, 생리 중에 아랫배의 통증이 심하다. 인중골의 위가 좁고 아래가 넓거나 인중골이 깊은 경우 자궁이 뒤로 기울어지며 생리 중에 요통이 심하다. 인중골이 넓은 경우 대다수 자궁근종이다.

(3) 인중골이 위아래로 일직선이지 않은 사람이 만약에 왼쪽
으로 치우치면, 자궁 위치가 항상 오른쪽으로 치우쳐진
다는 말이다.

인중골이 오른쪽으로 치우친 사람은 자궁이 왼쪽으로 치우
친다. 인중골이 말굽 모양으로 구부러진 사람은, 임신을 잘
하지 못하며 생리 중에 항상 허리의 통증이 발생한다.

1) 인중은 수많은 기혈통로가 모이는 곳이다.

인중 부위는 기혈통로가 교차하는 중요구역이다. 인중은 그
것에 상응하는 장부와 연결된다. 따라서 인체의 장부 기능과
기혈진액(气血津液)의 변화는 인중의 형태, 색깔과 광택 등의
변화를 통해 반영된다.

2) 인체발생학의 관점에서의 인중

인체발생학의 관점에서 보자면, 인중과 자궁은 발생학적 방
면에서 일정한 연관이 있다. 따라서 인중 변화를 관찰하면
남녀 비뇨계통 생식기의 상태를 반영할 수 있다.

3) 인중과 연관 질병 관계표

인중을 인체 통증치료원리를 근거하여 본다면, 머리가 아래로 향하고 있는 인체와 같다. 우리는 인중을 상 중 하 3부분으로 나눌 수 있다. 또 3부분을 각각 3개의 혈로 나눌 수 있다. 그래서 총 9개의 혈이 있다. 자석침 혹은 은단으로, 해당 혈자리를 찌르면 서로 다른 병증을 치료할 수 있다.

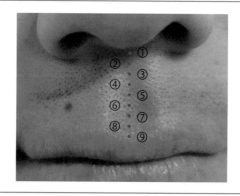

	①	주로 양쪽 하지와 무릎의 통증을 치료하며 코의 통증, 코가 건조한 것을 치료한다.
주로 양쪽 하지와 무릎의 통증을 치료한다	②	
	③	주로 간과 신장의 질환, 방광의 기능 장애나 요폐 따위로 생긴 배뇨 곤란증, 서혜부 병변을 치료한다.
주로 간과 신장과 허리통증 등의 증상을 치료한다.	④	
	⑤	주로 비위와 허리와 등의 통증, 예를 들면 급성 허리 접질림, 췌장염 등을 치료한다.
주로 가슴 부위와 위쪽 복부의 병변을 치료한다.	⑥	
	⑦	주로 심장, 폐, 흉벽(胸壁), 팔, 팔꿈치, 완부(腕部)의 질병을 치료한다.
주로 얼굴 부위 질병, 목과 등 통증, 안면마비, 중풍 등을 치료한다.	⑧	
	⑨	주로 얼굴 부위 질병, 예를 들면 두부병(脑颅病), 입술마비, 입술통증, 압통(压痛) 등을 치료한다.

제 **2** 장

자가치유의
중요성

왜 자가치유를 주목해야 하는가

동물의 경우 몸에 이상을 느낄 때면 자가치유 외에, 약초를 찾아가 불편 부위를 치유하는 본능적 행동을 익히 들어 알고 있다. 하물며 동물에 속하는 인간의 경우엔, 이보다 훨씬 뛰어난 자가치유 능력을 가지고 있을 것임은 의심의 여지가 없다.

인체에 어떤 이상변화가 일어나면 신경계통을 통하여 통증을 인식하게 되는데, 이는 인체 이상을 미리 경고하여 대응토록 안배한 자연의 위대한 섭리이다. 이에 따라 인간은 이 증상을 관찰하여 자신의 몸을 객관적으로 판단할 수 있게 되었다.

본인 스스로의 판단에 의해 말하는 판단은 생생하고 단순한 표현이지만, 이러한 자연적인 자각증상만으로는 우리의 몸에 대한 이상이나 건강을 관리하는데 충분하다고는 말할 수 없다. 때문에 신체상태를 점검하기 위해서는 좀 더 일관성이 있고 재현성이 정립된 관찰방법이 필요하게 된다. 여기서 우리는 자가치유를 목표로 하는 안면관찰법을 활용한 판별체계에 주목해야 한다.

※ 안면관찰 통증치료원리를 활용한 판별체계

① 내장의 반응에 의한 판별

② 체표(體表)에 나타나는 증상에 의한 판별

③ 기혈이 순환하는 통로에 근거한 판별

이 세 가지가 주로 사용되는데, 이 역시 상호 간 밀접하게 연관이 있음을 놓쳐서는 안 된다. 자신의 몸이 건강한지 이상은 없는지, 만약 이상이 있다면 어떻게 관리를 해야 할 것인지를 판단하면서 인체 부위 관찰을 통해 질병의 근본적인 원인도 찾아야 한다는 점이다.

안면관찰을 행할 때 특히 유의할 점은 운동장애는 없는지, 식사와 호흡·생리 현상은 이상이 없는지, 정신상태는 정상인지 등을 미리 점검해야 한다. 그 이유는 운동·생리·심리 현상 등은 직접적으로 내장의 상태에 영향을 주어 몸의 질환을 일으키는 원인이 되고 있기 때문이다.

자가치유 판별방법

어깨와 목이 뻣뻣하다. 팔과 다리를 움직이는데 불편하다. 허리가 아프다. 엉덩이가 빠질 듯이 아프다고 하는 경우, 어떠한 순서로 관찰하고 판별할 것인가에 주목을 해야 한다. 이 같은 질환의 원인은 두 가지, 즉 기혈이 흐르고 있는 통로 흐름에 정체현상이 생기거나 근(筋)의 경로에 이상이 생겨 나타나는 경우에 있다.

어깨나 허리가 굳어지는 현상이나 통증이 바로 그 부위의 어떤 이상에서 생기는 것이기를 판단하기 위해서는 발생 원인을 더듬어 올라가야 한다. 기혈통로에서 일어난 고장인지 또는 근(筋)의 통로에서 고장인지는 안면에 나타나 있는 점, 얼룩, 뾰루지 등을 살펴봐야 한다.

아프던 몸이 다 나았다?

인간의 몸은 태어난 순간부터 한순간도 멈추질 않고 계속 나빠지고 있다. 때문에 어떠한 치료법 혹은 자가치유라 해도 '질병으로 손상을 받은 신체가 회복이 되었다'는 정도를 가지고 완벽한 건강체라고 말할 수는 없다.

그러므로 질병으로 손상을 받은 신체가 회복이 되었다는 정도에서는 건강체라고 말할 수 없다. 모든 몸동작이나 작용에 아무런 거부적 현상이 나타나지 않는 수준까지를 끌어 올린 것이기 때문에 오늘날 의학에서 흔히 말하는 건강의 개념과도 다소 차이가 있을 뿐 아니라 건강관리 초점과 기준도 다르다.

그렇다면 우리가 자각하는 증세로는 어떠한 상태이어야 하는 것일까?

건강의 척도는, 약물 투여나 심리치유와 같은 그 어떠한 조건에 의존하지 않고 몸이 가벼운 상태를 말한다. 이런 상태에서 비로소 인체 장기(臟器) 능력과 기혈 작용이 정상대로 발휘된다. 즉, 기혈 흐름에 조화가 이루어져 전신에 미치고 모든 동작이 자유자재로 움직일 수 있다는 말이다.

몸이 가볍다는 것은 오장(五臟 ; 心·肝·脾·肺·腎)에 손상이나 장애가 없는 상태, 그리고 기혈 흐름에 이상이 없는 상태를 가리키며 이것이 바로 건강의 기준이 된다.

단순히 약을 먹지 않기 때문에 또는 내 몸에는 뚜렷한 병명이 붙어 있지 않기 때문에 건강하다는 식의 건강 표준은 스스로 어리석음을 범하고 있는 것과 다름없다.

오장과 관련된 상태

① 심장(心臟)이 좋을 경우

심장이 건강하면 정신이 언제나 상쾌하고 발음이 명확하

며 혀는 항상 축축하고 매끄러우며, 숙면(熟眠)을 한다.

② 간장(肝臟)이 좋을 경우

간장이 튼튼하면 몸이 가볍고 신경질을 내지 않으며 평온
하고 손톱이 붉으며, 윤기가 나고 대소변에 이상이 없다.

③ 비장(脾臟)이 좋을 경우

비장이 튼튼하면 입술에 윤기가 흐르며 입맛이 좋고 대소
변의 양이 최적이다.

④ 폐장(肺臟)이 좋을 경우

폐장이 건강하면 그 음성의 고저가 정확하며 기침이 없고
목에서 소리가 나지 않으며 피부는 윤기가 흐르고 매끄러
우며 호흡이 정상이다.

⑤ 신장(腎臟)이 좋을 경우

신장이 튼튼하면 입과 혀와 이빨이 윤기가 흐르며 소변이
탁하지 않고 밤에는 편안하게 잠을 잔다.

이상과 같이 장기의 손상이 없으면 밖으로 나타나 보이는 건
강한 상태가 대부분 나타난다. 때문에 장기 손상이 없는 상
태가 바로 건강의 척도이며 이와 같은 외형적 증상에 어떤
장애나 손상이 관찰되면 즉각 그 증후에 해당되는 장기의 건
강 여부를 점검하는 것에, 바로 자연의학의 참뜻이 있다.

오장의 관찰

(1) 오장이란 무엇인가?

'몸 안에 존재하는 5개의 장기(臟器)'라는 뜻으로, 생명을 유지 활동하는 데 가장 중요한 기관들로서 심장(心臟) · 간장(肝臟) · 비장(脾臟) · 폐장(肺臟) · 신장(腎臟)을 말한다. 이 중 비장에는 양방의학에서 췌장(膵臟)을 포함하고 있다.

이 오장(五臟)에 대한 부부와 같은 존재로서 소장(小腸) · 담낭(膽囊) · 위장(胃腸) · 대장(大腸) · 방광(膀胱)이 있다. 이것들은 장기와 상호 관계를 가지면서 에너지원(공기와 물, 음식물)을 처리하고 있다.

(2) 심포(心包)와 삼초(三焦)

심포와 삼초는 추상적인 장기인데, 심장은 평생 동안 멈추지 않고 작동하는 중요한 장기이기 때문에 이를 잘 간수하기 위해, 심장을 감싸고 있는 보자기를 심포라 하였다. 이 심포에 대응하는 것으로서 삼초가 설정되었다. 즉 사람은 생명이 붙어 있는 한, 따뜻하므로 분명 열을 만드는 에너지원이 있을 것이라는 설정에서 삼초가 구상되어 나왔다.

인간 생명유지에 가장 중요한 공기는 색도 없고 냄새도 없고 형태도 없다. 그토록 중요한 공기가 왜 형태가 없는 것일까? 그건 다름이 아니다. 만약 공기라는 존재가 형태가 있다면 수많은 환경변화에 따라 훼손되기 쉽고, 만약 훼손이 된다면 지구상에 존재하는 모든 생명체에 치명상이 될 수 있기 때문에 아예 훼손 손상될 가능성을 차단키 위해 형태가 없는 상태로 존재하고 있다.

심포와 삼초도, 인체 내에서 워낙 중요하기 때문에 공기와 마찬가지로 장(藏)의 이름으로 표현은 되고 있지만 내면 장기(臟器) 기관(器官)을 지칭하지는 않는다. 즉, 형태는 없지만 엄연히 존재하는 기능에 이름을 붙여 놓았다.

그리하여 삼초의 기능에 호흡, 소화, 배설에 관련된 여러 기능을 부과시키고 있다. 이렇게 해서 상초(上焦) · 중초(中焦) · 하초(下焦)로 나누어 인체 내의 여러 내장 기관을 고찰하여 인체 통증치료원리를 발전시키고 있다.

① 상초는 심장(心臟)과 폐장(肺臟)에 해당되는 것으로 폐(肺)와 관련된 기능은 기(氣)를 전신에 유통시키는 작용을 하며, 심장(心臟)과 연관된 작용으로는 피(血)를 온몸에 순환시키는 역할을 하고 있다.

② 중초는 위(胃)와 비장(脾臟)에 연관되어 기(氣)를 돌려 폐 연관 통로로 공급시키며

③ 하초의 작용은 간(肝) · 신(腎) · 대장(大腸) · 소장(小腸) · 방광(膀胱)의 작용과 연관되어 대소변의 분별과 배설을 주도한다.

삼초는 순환계 보호를 담당하는 역할을 하고 있기 때문에 근래 들어 많이 나타나 보이는 다양한 실조(失調) 증상은, 바로 삼초 기능의 장애임을 알 수 있다.

때문에 자율신경 실조증은, 삼초경(三焦經)을 좀 더 상세히 관찰하게 되는 이유가 되기도 한다.

이상과 같이 심포와 삼초를 합쳐서 '육장 육부'라고 부르고 있다. 이 두 개 그룹의 장기 관계는 상호 간에 상조(相助)하면서도 그 작용은 각각 분별되어 있다. 음과 양의 특성은, 음(陰)은 수세(守勢) 방어(防禦)의 특질이 있고, 양(陽)은 공격적인 특성을 가졌음을 알아야 한다.

내장의 작용

내장은 몸을 움직이는 기혈(氣血 에너지)의 원천이 되고 있다.
기(氣, 에너지)가 생성되는 위장의 소화 작용이 원활하지 못한
다면 기의 생성에 장애가 일어난다. 위(胃)가 고장이면 이와
표리(表裏)의 관계에 있는 비장의 작용이 나빠지고 손발 동
작이 자유롭지 못하게 된다. 이어서 기혈순환경로인 간경(肝
經)이 나빠져서 정신작용이나 운동 기능에 사기(邪氣, 각종 바
이러스, 장애요인들)가 가득 차게 된다.

때문에 많은 사람들이 『위(胃)는 만병의 뿌리』라고 강조하면
서 주의를 게을리하지 않도록 한 것은 단지 위장(밥통) 이상
(異常)이 생기는 것을 예방토록 하기 위한 것이 아니다.
이어서 호흡기 계통의 건강상태도 관찰을 게을리할 수 없
다. 공기의 흡입력이 약하면 위장을 통해 흡수되는 영양분을
에너지화하는데 결정적인 부조(不調)를 형성시켜 신진대사
에 장애를 초래하며 이는 즉시 위의 활동에 영향을 주어 소
화의 기능에도 장애가 온다. 그렇기 때문에 위장의 소화 기
능 저조와 마찬가지로 이 폐장(肺臟)의 고장도 운동 자체는
물론 정신작용에 우울증을 가져오고 지구력(持久力)의 상실

을 초래하게 된다.

9개 체내외 소통창구[9규(竅)]

규(竅)란 구멍(孔)을 뜻한다. 사람의 몸이 불편할 경우 어느
부분이 비정상 상태인지를 빨리 파악하는 것이 아주 중요하
다. 하지만 멀쩡히 살아 있는 사람을 해부해서 들여다 볼 수
없는 상태에서 가장 좋은 방법은 체표에 나타나 있는 점, 사
마귀, 얼룩, 여드름 등을 보고서 인체 내 어느 장기가 비정
상 상태인지를 알 수가 있다. 좀 더 나아가 관찰을 한다면
인체 내에서 밖으로 나 있는 9개의 소통창구는 각 장기와 연
결되어 있기 때문에, 이 9개의 소통창구(9竅)를 살펴보아도
몸의 어느 부분이 불편한지를 알 수가 있다.

---

① 간(肝)의 규는 눈(目)
② 심(心)의 규는 혀(舌)
③ 비(脾)의 규는 입(口)
④ 폐(肺)의 규는 코(鼻)
⑤ 신(腎)의 규는 귀(耳), 항문(肛門)과 음기(陰器)
⑥ 삼초(三焦)의 기(氣)는 목(咽喉)으로 통하고 있다.

뒤집어 말하면,

① 눈은 간장과 관계가 있는 기관이며

② 혀는 심장과 관계를 갖고 있고

③ 입은 비장과 관계를 갖고 있으며

④ 코는 폐장과 연결된 기관이고

⑤ 귀, 항문과 성기는 신장과 관계가 있는 기관이고

⑥ 목(咽喉)은 삼초(三焦)의 기(氣)와 통한다.

이러한 사실에 연관시켜 볼 때 눈이나 혀 · 입 · 코 · 귀 · 항문 · 성기 등이 나쁠 때는 이 기관과 연관된 내장기(內臟器)나 순환통로 혹은 정신의 어느 부분에 결함이 있는지를 알 수 있게 된다.

양방 의료기관에서는 눈이 나쁘다면 단순히 눈만을 대상으로 하는 치료법을 선정, 그 병명을 찾아내어 그 부위만을 치료하는 것이 일반적이다.

아무리 분석적으로 병소(病巢)를 찾아내고 병인(病因)을 추적해도, 종합적이며 연쇄반응의 기관별 유기성을 살린 치료법에는 필적하지 못한다.

혀에 태(苔)가 끼이면 위장의 비정상 상태를 가리킨다. 폐에 열이 있으면 코가 마른다. 신열(腎熱)이 있으면 농혈(膿血; 피

고름)과 농이(膿耳)로 변하며, 신(腎)이 허하면 이농(耳聾)이 된
다는 등의 상관 반응을 활용할 때서야 비로소 예방의학은 물
론, 질병 자체의 치료에도 커다란 도움이 된다. 이에 관련된
내장 진단법의 실제를 살펴보자.

내장 관찰법

내장은 서로서로 연관을 맺고 있다. 사람을 사회적 동물이라
고 이르는 것은 생명 주체로서는 자기 자신 하나뿐이지만 생
명 활동에 있어서는 혼자서 생활할 수 없게 되어 있다.

마찬가지로 인체 작용이나 장기 및 각 부위도 역시 서로 연
관되어 있다. 어떤 사람은 수족이 잘려도 살아가는 데는 지
장이 없다고 말할는지 모른다. 그러나 그와 같은 삶을 완전
한 삶이라고 할 수는 없다. 손톱 끝에 가시가 하나만 박혀도
온몸은 '비상사태'가 되어 긴장하며 이에 대처한다. 만일 내
장 내의 어떤 장기가 고장이 났다든가 존재불능이 된다면 결
국 다른 장기도 멈추고 만다. 이는 외피 부위의 부상과는 비
교가 안 될 정도로 심각한 결과를 초래하게 된다.

이것은 인체를 구성하고 생명활동의 원천인 기혈(氣血)을 만
들어내는 오장육부야말로 서로 간에 밀접하게 연관된 유기

체라는 것을 증명하고 있다. 때문에 오장이 약하면 육부에 영향이 가고, 육부가 약하면 오장을 통해서 그 취약점이 나타나게 된다.

내장 관찰법은 이와 같은 연관성을 이용하여 병을 고치든가 예방하는 것을 말한다. 이것은 순환경로를 통한 반응 작용과는 또 다른 경험측(經驗則)이기 때문에 이 원리를 유의해야 한다. 오장(五臟)이 약한 사람은 육부(六腑)가 폐색(閉塞)되었기 때문이다.

(1) 심장과 담낭의 상관관계

심장과 담낭은 서로 연관되어 있다. 때문에 심장이 약해 고통스럽고 걱정이 많은 사람, 피로를 느끼거나 담낭을 완화시키고자 하는 사람일 경우에는 특히 담낭관리를 잘 해야만 효과가 크다. 담낭에 병이 생겼을 때는 전율(戰慄)과 전간(癲癇)과 같은 증상이 나타날 수 있으므로 특히 심장을 보강시켜 주어야 한다. '담력(膽力)이 강한 사람은 심장이 강하다'라고 표현하는 것은 그저 우연하게 나온 이야기가 아니다.

(2) 간장과 대장의 상관관계

간장(肝臟)은 대장(大腸)과 관련이 있다. 때문에 간장이 병(病)

들었을 때는 당연히 대장 기능이 잘 발휘되도록 조치를 취해
주어야 한다. 또한 대장 기능이 안 좋을 때는 인체 순환통로
인 간 관련 통로를 다스린다.

간 관련 통로는 운동 작용의 주요 통로가 되기 때문에 이를
다스리는 것은 간 자체의 강화뿐 아니라 대장을 강화시킨
다.

(3) 비장은 소장과 연관이 되어 있다.

비장에 이상이 있을 때에는 소장(小腸)을 사(瀉)하여 씻어내
야 하며 소장이 아플 때에는 비장을 자윤(滋潤)시키는 약물
을 복용해야 한다.

(4) 폐는 방광과 통한다.

폐는 방광의 수액(水液)을 청결하게 한다. 그리고 방광도 기
(氣)를 깨끗이 해주는 기능을 갖고 있는 것이다.

(5) 신장은 삼초와 통한다.

신장(腎臟)은 삼초(三焦)와 서로 통한다. 신장이 병들면 삼초
를 조화시켜야 하며 삼초에 이상이 오면 신장을 보(補)하는
일을 급선무로 서둘러야 한다.

이상의 관계 이외에 내장의 원리로서 각 장부(臟腑)에 발생한 질병이나 쇠약증상이 다른 장기로 이전하는 경향이 있는 것도 기억해 두어야 한다.

① 장기(臟器)의 병은 그 장기 자체를 눌러 이기는 기관(器官), 즉 상극방향으로 옮아가는 경향이 있다. 다시 말해서,

심장병은 폐에
폐병은 간장에
간장은 비장에
비장은 신장에
신장은 심장으로
옮겨지기 쉬운 경향이 있다.

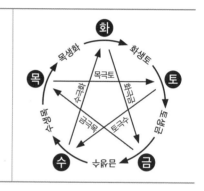

② 부장기(腑臟器)에서 시작(始作)된 병은 장기가 약한 쪽, 상생방향으로 옮아가는 경향이 있다.

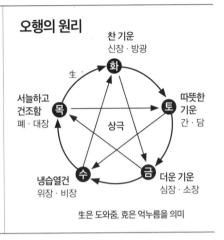

심병(心)은 비장에
비장은 폐장에
폐장은 신장에
신장은 간장에
간장은 심장에
이전되기 쉬운
경향들을 가지고 있다.

오행의 원리

찬 기운
신장 · 방광

서늘하고
건조함
폐 · 대장

상극

生

따뜻한
기운
간 · 담

냉습열건
위장 · 비장

더운 기운
심장 · 소장

生은 도와줌, 克은 억누름을 의미

다시 말하면 내장은 그 자체의 장기 하나에 그치는 것이 아니고, 모든 내장기관에 연관되어 있음을 알 수 있다. 그러므로 안면관찰을 할 때 이를 고려할 필요가 있다. 안면관찰 통증치료원리에 근거하여 침, 밀당지압, 기경자석침, 신통약발을 할 경우에도 반드시 '다른 장기로 이전(移轉)하는 경향'에 맞춰 자가치료 코칭을 하거나 환자 치료를 할 경우에도 같은 맥락으로 치유를 시작해야 한다.

눈과 안색(顔色)에 의한 안면관찰

사람은 아침 세수를 하고서 거울에 자기 얼굴을 비추어 본다. 대부분 거울에 비친 모습을 한번 무심히 보고 말지만 이때 조금만 본인 얼굴을 자세히 살펴보면 자신 얼굴에서 약간의 변화를 느낄 수도 있다. 그런데 바로 이 시간이 본인의 건강상태를 파악할 수 있는 절호의 기회가 된다.

눈빛이나 안색은 자신에게 뿐만 아니라 다른 사람에게서도 가장 뚜렷하게 이상상태, 즉 병증이 나타나는 부위이므로 항상 본인의 얼굴을 보고 이상유무 파악에 소홀해서는 안 된다. 얼굴이나 눈의 빛깔은 몸의 특정 부위와 연관성을 갖고 있다.

내장기에 이상이 생기면 곧장 눈빛이나 얼굴색에 변화가 나타나기 때문에, 이 변화를 통해 자신의 인체 내 장기의 건강 유무를 판별할 수 있다.

이 내장기와의 관계는 다음과 같다.

심장(心臟)은 적(赤)이고, 간장(肝臟)은 청(靑)이며

비장(脾臟)은 황(黃)이고, 폐장(肺腸)은 백(白)이며

신장(腎臟)은 흑(黑)이다.

때문에 눈과 얼굴빛을 잘 살펴보면 신체 내 건강 이상유무를 알아 낼 수 있게 된다.

(1) 눈과 얼굴이 붉을 때는 심장을 조심한다.

신경 이상으로 얼굴이 이상해 보이거나 변비가 심할 경우에는, 얼굴빛이 붉게 물들고 얼굴이 화끈거릴 수 있다. 아니면 눈이 과로하여 양 눈 눈초리에서부터 눈썹 가장자리에 붉은색이 나타날 때는 심장에 결함이 생긴 징조이다.

얼굴이 홍조를 띠고 열이 있으며 헛소리를 지껄이는 것은 실열(實熱)이 그친 상태이다. 얼굴이 붉은 것은 순환통로인 심장상태가 난조를 드러낸 것으로 본다.

양쪽 볼의 광대뼈 부위가 담홍색으로 물들고 손발이 차며 맥이 가라앉아 약하게 뛰며, 이제 곧 깨질 듯한 상태는 차가운 기운이 뼈 속까지 미치고 있으면서, 위험한 상태를 나타낸다.

얼굴의 가장자리가 붉으면 양기(陽氣)가 막혀서 체표에 나타난 상태로 발한작용이 제대로 이어가지 못하는 상태를 나타낸다.

(2) 눈과 얼굴이 푸르면 간장(肝臟)을 조심한다.

간장이 나쁜 사람, 화를 잘 내는 사람은 이마에 푸른 힘줄이 나타나며, 눈에도 푸른빛이 나타난다.

두통으로 고통을 받고 있는 사람의 눈동자를 자세히 들여다

보면 눈동자가 푸른빛을 띠고 있다. 그리고 손톱에도 청록색이 나타나 있을 때는 흔히 간장병의 경우이다.

청색이 나타난다는 것은 기혈이 뭉쳐 엉켜 있는 상태로서, 통증을 유발하는 상태를 나타낸다.

청색에 검은빛까지 돌면 대단히 차가운 기운 때문에 통증도 아주 심한 상태를 나타낸다.

또한 콧방울 윗부분은 비장(脾臟)에 연관되어 있으므로 코끝이 푸르거나 옅은 검은색이 비치면, 간장이 비장을 침범하고 있는 것을 나타낸다.

이 푸른 빛깔이 녹청색이면 기혈순환통로인 간 연결 통로에서 흐름이 막힌 것을 의미한다. 이는 대단히 위험한 상태임을 나타내고 있다.

(3) 눈과 얼굴이 황색이면 비장(脾臟)과 위장을 조심한다.

눈꺼풀이나 얼굴색이 누렇게 되는 것은 비장(脾臟)의 이상을 나타내는 것으로 췌장과 위장이 약화되어 있는 흔적이다. 누른빛을 띠는 것은 위기(胃氣)의 영향 때문이므로, 만약에 췌장이 나쁜데도 옅은 황색이 나타나지 않는다면 몸의 상태가 위중한 것을 나타내고 있다. 때문에 노랑 색깔의 발현 여부는 안면관찰에서 중요한 비중을 지니게 된다.

그러면 황색을 띠게 만드는 질병들은 어떤 것들일까?

대부분 습성(濕性)에 관계있는 병(病)들이다. 그 내용을 살펴보면

① 황색 부기(浮氣)가 있으면 습기로 인하여 뼈마디가 저리고 아픈 병이고

② 밀감색과 같은 노란색은 습열증(濕熱症)을 나타내며

③ 검푸른 빛이 도는 노란색은 어혈증(瘀血症)과 습열증(濕熱症)을 나타낸다.

④ 담황색(淡黃色)은 차가운 습사로 인한 질환과 관계가 있고

⑤ 담황색이면서 윤기가 없을 때는 비장과 위(胃)가 허로(虛勞)한 상태이다.

⑥ 누른빛에 붉은 기운이 띠면 풍열증(風熱症)의 조짐이며

⑦ 탱자열매 비슷한 황색일 경우는 사상(死相)으로까지 간주한다.

⑧ 그러나 누른빛이지만 윤기가 있으면 병이 곧 회복될 징조인 것이다.

비장(脾臟)이 나빠졌을 경우는 심장도 약해지므로 입술과 손톱을 관찰하는 것을 게을리하지 말아야 한다.

심장이 약해지면 입술과 손톱이 희게(白色) 변하며 이명(耳鳴)이 생기고 눈꺼풀이 무겁고 몽롱해지며 눈물이 나오고 지그시 아픈 증상이 나타난다.

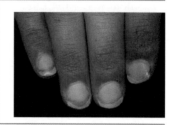

(4) 눈과 얼굴이 흰 때는 폐장(肺臟)에 이상이 있다.

얼굴색이 하얀 경우에는, 폐장(肺臟)에 이상이 있는 상태이다. 폐병을 앓고 있는 사람은 얼굴색이 창백하며 오후가 되면 양쪽 볼이 붉은색을 칠한 것같이 엷은 홍조(紅潮)를 띠며 뱉어내는 가래침까지 흰색을 띠는 것이 특징이다.

① 기(氣)와 혈(血)이 충혈된 상태

하얀 얼굴에 붉은빛이 돌며 피부가 윤택하면 기혈(氣血)이 충혈된 상태로 좋다.

② 수척한 상태면서 얼굴이 희면서 까칠하고 메마른 상태면 혈(血)도 메말라 있다.

③ 기(氣)가 허(虛)한 경우, 얼굴색이 희고 물집이 잡힌 듯이 말랑말랑하게 부어 있는 듯한 느낌을 준다.

④ 화(火)가 가득 채워진 상태인 경우 수척한 얼굴이 희면서 광대뼈와 입술이 붉으면, 음이 부족한 상태에서 화가 무

성한 상태이다.

⑤ 폐 관련 기혈통로 흐름이 막힌 경우 회백색을 띤 얼굴은 인체 내 기혈순환통로인 폐 관련 통로 흐름이 막힌 것이다.

⑥ 일반적으로 흰 색깔은 피가 모자라고 열이 있는 현상이며 기혈(氣血)은 허(虛)한 상태이다. 어쨌든 얼굴색이 지나치게 하얀 경우에는 건강상태가 아닌 것만은 사실이다.

(5) 눈과 얼굴이 검은 때는 신장(腎臟)의 이상을 나타낸다.

갱년기가 넘어서 정력 감퇴를 초래하게 되면, 신(腎)이 허(虛)하다고 말한다. 신장 기능이 쇠약해졌다는 뜻이다. 다시 말하면 신장은 연령에 따라 그 활성도를 가장 민감하게 나타낸다. 최근에는 젊은이들에게도 신장쇠약으로 인한 정력감퇴 현상이 일어나고 있다. 때문에 신장의 비정상 상태를 나타내는 안면관찰을 소홀히 할 수가 없다. 옛날부터 신장의 작용을 생명의 원천이라고 말한 것만 보아도 사람은 종족번식 본능인 성욕을 소중히 여기는데 비중을 크게 두었다. 그러므로 신장강화는 기(氣)와 정(精)을 보하는 비결임을 알아야 한다. 검은 얼굴색을 가진 사람이 윤기를 잃고 불에 그을린 것같이 되면「죽음의 그림자가 드리운 것」이라고 말할 정도로 몸 상태가 좋지 않은 상황이므로 얼굴이 생기가 없이 검어질 때에는, 건강전문가를 만나 상담컨설팅을 받는 것이 아주 중요하다.

얼굴색이 검으면서 피부가 바짝 마른 경우는 어혈증상을 나타낸다. 검은색이 얼굴에 나타나는 것은 양기가 쇠약해진 징조로 크게 안 좋은 증상으로 판별하고 서둘러 대책을 세워야 한다.

NOTE : 오색의 변화에서 나타나는 여러 증상의 판별도 중요하다.

① 눈이 붉은 것은 열이 오를 때 나타나는 기본적인 증상이다.

② 흰 눈(白眼)이 누렇게 변하면 몸 역시 전체가 누렇게 변하게 되는 황달증상이다. 황달증상은 종종 췌장암의 신호일 수도 있으니 전문가를 만나 상담을 하는 것이 좋다.

③ 열병(熱病)에다가 신수(腎水)마저 거의 소진되면 눈이 몽롱하고 게슴츠레해진다.

④ 한병(寒病)인 경우는 눈빛이 오히려 맑게 보인다.

⑤ 습병(濕病)인 경우는 눈빛이 혼탁해진다.

⑥ 건증(乾症)의 병에는 눈도 마른 것같이 까칠해 보인다.

⑦ 담열(痰熱)이 체내에서 꽉 막히게 되면 눈은 어떤 사물을 지그시 바라보게 된다.

⑧ 간장(肝臟)이 지나치게 성(盛)하면 사물을 바라보는 초점이 흐려지는 사시(斜視)의 특징이 된다.

⑨ 음허(陰虛)하면서도 화(火)가 성(盛)할 때는 눈망울에 붉은 실 줄기가 출현한다.

⑩ 질병이 회복 단계로 들어가는 징조를 나타내는 빛깔은 우선 눈초리가 황백색으로 변하며 코끝의 색깔이 맑아지고 이마의 중간 밑부분, 즉 산근(山根) 부위가 윤택해진다. 이는 일종의 생기를 다시 되찾은 모양이 된다.

얼굴색에 나타난 특정 장기의 결함을 발견하면 이에 적합한 식품이나 통증치료원리를 적용하여 자가치료를 코칭한다면 아무런 부작용도 초래하지 않을 뿐 아니라 그 자체에 병인(病因)이 있지 않고 연관만 있다 해도 병인을 제거하는데 큰 효과가 있다.

눈을 통한 이상상태 관찰

(1) 간장(肝臟)의 이상 예고

눈이 무거운 느낌으로 아프며 사물이 잘 보이지 않고 눈동자가 가리고 양쪽 눈꺼풀이 껌벅거리며 눈물이 많다.

기쁨, 노여움, 노곤함, 걱정근심 등이 심할 때, 지나친 독서 혹은 텔레비전 시청, 눈이 피로했을 때는 아프기도 하고 눈이 흐리다. 이는 간장 기능이 약한 증거이다.

머리맡이나 창문 틈에서 들어오는 바람이 목덜미, 머리 등에 불어오면 머리에 바람이 스며드는 것같이 불편한 증상을 느끼게 되는데, 이런 상황에 놓인 사람의 눈동자는 가렵고 양쪽 눈꺼풀이 거칠고 눈물이 많이 난다.

이런 경우는 간장 이상을 예고하는 증후이기 때문에 적합한 운동, 음식처방, 신통약발, 화광온구 처방, 자가치료 코칭이 필요하다.

(2) 심장(心臟) 약화를 경고하는 경우

눈 주위가 붉어지고 흰자위가 검은 눈동자를 침범하였을 뿐 아니라 눈이 부어서 뜰 수도 없는 상태가 된다. 눈을 과로시키면 오는 증상이기 때문에 심장 기운을 보강하는 방책을 써야 한다.

눈초리에 붉은 뾰루지가 나거나 눈동자가 몹시 아프면서 뜨거운 눈물이 많이 나기도 한다. 이러한 증상은 심장이 약한 증거이므로 심장을 보강해야 한다.

(3) 사기(邪氣)로 인한 심장 약화의 경우

눈 둘레에 붉은 종기가 나고 눈꺼풀 안쪽에 부스럼이 생기며 속눈썹이 메마른 상태가 된다.

베개를 베지 않고 자든가 술이 취한 후에 합방을 하던가 하여 혈맥(血脈)이 가득 차 넘쳐서 사기(邪氣)가 침범하여 발병된 증상이다. 이는 심장 기능이 약하기 때문이라, 심장 기능을 보강하여야 한다.

눈이 침침하며 어혈이 눈동자를 침범한 상태, 눈동자의 동공을 다쳤을 때 나타나는 현상으로 원인은 심장에 있기에 심장을 보강해야 한다. 또한 피가 섞인 눈물이 나오고 시야가 구름이나 안개가 낀 것 같은 느낌이 들거나 따뜻한 음식물을 많이 먹어 뇌의 지방질이 굳는 수가 있을 경우에도, 심장이 약화된 징조이다.

(4) 비장(脾臟)이 약화된 경우

장거리를 달리면 눈이 붓고 뭉클해지며 눈물이 많이 나오며, 어혈에 의해 부스럼이나 종기가 나오는 경우도 있다.

뜨거운 음식을 과식하고 쓴맛이 나는 음식을 즐기는 사람에게 흔히 많은데, 비장이 허약한 징조이다.

부스럼, 종기가 나오는 것은 습기(濕氣)가 머리를 뒤엎고 냉기가 눈동자를 엄습할 때 나타나는 증상이다. 이 역시 비장이 약하기 때문에 비장을 튼튼히 해야 한다.

(5) 폐장(肺臟)이 약한 징조

눈이 아프고 잘 뜰 수가 없다. 혹은 눈이 어둡고 흰자위에 핏발이 많이 서며 붓고 붉게 된다. 태양이나 눈의 반사광(反射光)이나 먼 것을 보면 안개가 낀 것처럼 흐리다.

추울 때나 더울 때 관계없이 찬물을 지나치게 마셔서 몸이 약해졌을 때 나타나는 증상으로 이 또한 폐가 약한 징조이다. 안개가 낀 것 같은 눈이 침침할 때는 서둘러 폐장부터 보강해야 한다.

(6) 신장(腎臟)에 장애가 온 경우

눈이 어둡고 눈동자가 거무스름하며 눈물이 많이 나는 증상으로, 과도한 욕망을 조절하지 못하거나 괴로운 마음에서 폭음 폭식하거나 짜고 자극성을 즐길 경우 신장 관련 통로에 악영향을 주므로 냉(冷)한 액(液)이 흘러나와 나타나는 현상이다.

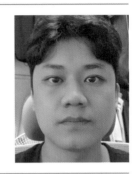

이는 신장에 장애가 생긴 징조이므로 서둘러 신장을 보해야 한다. 이러한 증상은 전력을 기울여 싸운다든가 몽둥이나 칼을 휘두르거나 격렬한 운동을 했을 때도 나타나는 증상이다.

이처럼 눈(眼)의 이상(異常)도 단순히 눈 부위의 결함만이 아닌 근본적인 내장기나 혈관에도 연관되어 있음을 알고 외적인 부위의 치료에만 그칠 것이 아니라 내장기나 혈관을 강화시키는 조치를 취해야 한다.

머리카락을 통한 관찰

(1) 머리카락은 심장, 신장과 관련이 있다.
머리카락과 유기적인 관련이 있는 장기는 심장과 신장이다.
그래서 혈(血)의 성쇠는 머리카락의 상태로 드러나게 되어
있다.

(2) 머리카락이 윤택하면 피가 건강하다.
머리카락이 길면서 윤택할 때는 피(血)가 건강한 것을 나타
내고, 머리카락이 메마르고 쇠약한 증상이 될 때는 피(血)도
쇠약한 증거가 되고, 머리카락이 황색(黃色)을 띠게 되면 이
는 피(血)에 열이 있는 상태이다.

**(3) 머리카락이 백발이 되는 것은 피(血)가 절대적으로 부족
하기 때문이다.**

눈썹(眉毛)을 통한 관찰

(1) 눈썹이 지나치게 클 경우
간의 기운이 왕성하며 정신 상태는 안정되어 있지만 번민하

기 쉽고 심하부(心下部)가 팽만하다.

(2) 눈썹과 눈의 거리

눈썹과 눈이 가까워 이마가 좁게 보이는 사람은 자책 관념이 강하며, 억울할 경우 비관적인 성향의 성격을 지닌다. 그러나 눈썹과 눈이 비교적 떨어져 이마가 넓은 사람은 마음이 넓고 마음가짐도 대범해서 득실에 크게 구애받지 않는 낙천가다.

(3) 눈썹 높이와 끝

눈썹 한쪽은 높고 한쪽이 낮으면 신경과민이고 쉽게 긴장한다. 자기본위의 생각이 강하며 심폐 순환 기능의 불균형과 밀접한 관계가 있다.

눈썹의 바깥쪽 끝이 매끈하게 아름다워 보이면 성격이 부드럽고 온화하며 담 관련 기혈통로가 원활하므로 기혈이 강하다.

눈썹의 털이 드문드문한 사람은 비교적 구애되지 않는 성격이고 조밀하면 구애되기 쉬운 성격이다.

(4) 양미간의 간격

양미간이 적당히 떨어져 있는 사람은 명랑한 성격으로서 폐의 호흡계통 작용이 활발하며 기력도 충족되어 있다. 눈썹 사이가 벌어지면 벌어질수록 총명하며 심폐 순환 기능이 좋아 건강하다.

두 눈썹 사이가 지나치게 좁고 잔털이 많이 나 있으면 성격이 밝지 않고 근심이 많으며 흉통이나 호흡곤란, 심한 경우는 만성기관지염에 걸리기 쉽다. 생각은 극히 세심하지만 폐의 기력과 폐 기능이 원활하게 움직이지 않아 기력을 가지고 행동으로 옮기는 것은 곤란하다.

그러나 양미간의 거리가 약간 좁다고 해서 그것만으로 결코 심장 기능이 나쁘다는 뜻은 아니다. 좁더라도 눈썹과 눈썹 사이가 균형이 잡혀 있고 조화를 이루었으면 대부분 정상이라고 말할 수 있다.

(5) 눈썹 사이의 주름

두 눈썹 사이에 희미한 주름은 폐에 답답한 기분이 정체되어 있음을 나타내는데, 술 담배가 무절제하며 차가운 것을 마셨든지 추위에 몸을 드러냈기 때문에 폐를 손상시키고 있다.

두 눈썹 안쪽 사이에 주름이 많이 있으면, 그것은 언제나 우울하고 가슴이 멍멍한 상태에 있으며 대부분 감정이나 의지에 이상이 있다.

눈썹과 눈썹 사이에 균열이 있으면 생각이 깊고 경계심이 강하며 기백이 막혀 있다.

코(鼻)를 통한 관찰

코 전체의 모양, 색깔, 살결, 코뼈는 인체와 밀접한 관계가 있으며 코로 숨을 쉬는 것은 호흡기 계통의 기능과 밀접한 관계가 있다. 코의 모양이나 색깔에서 간(肝), 담(膽), 비(脾), 위(胃), 장(腸) 등과 소화기 계통 전체의 기능을 관찰할 수 있다.

코로 쉬는 숨이 일정치 않으며 숨을 들이쉴 때에 숨이 찬 것은 대부분 그 하복부 장기에 병변이 있는데, 특히 생식기 계통과 방광 · 신장의 장애가 비교적 많다.

숨을 내쉴 때 몹시 불편하면 감기 · 만성기관지염 · 폐렴, 아주 심할 때는 간 기능 장애 가능성이 있다. 내쉴 때와 들이쉴 때 호흡이 조화롭지 못하면 위장 흡수 · 소화 · 배설에 문제가 있다.

코의 작용은 호흡을 조절하는 이외에 간, 담, 비, 위 및 생식 · 배설기관과도 크게 관련되어 있다. 코 옆면 면적의 대소는 어려서부터 현재까지 성장해 오는 과정에서의 소화 · 배설 상황을 나타내고, 콧방울의 면적이 얼굴 면적과 정비례하고 있으면 대장 기능은 문제가 없다고 본다.

또한 콧방울의 피부색이 밝고 윤기가 있으면 소화 및 배설 기능이 정상이지만 어두울 경우는 그렇지가 않다.

코 옆면의 구부러진 상태도 그 사람이 자라온 과정의 신체상황과 관계되고 있다. 쭉 뻗어 똑바른 것은 타고난 흉부 내막(內膜)이나 장기의 복강 흉강이 튼실하여 삼초(三焦) 간의 신진대사가 정상상태임을 나타낸다.

코끝에서(양 콧구멍 사이에서부터) 콧부리까지 연결하는 한 개의 선으로 방광과 자궁 기능을 관찰한다.

남성의 경우 고환에서 귀두까지, 여성의 경우에는 질에서 자궁까지의 생리구조 변화를 이곳에서 관찰하는데, 만약 이 구역에 주름이 나타나면 생식 기능의 노화현상을 나타내고 색이 어둡다면 장기간에 걸친 전립선 기능 부전을, 또한 비듬이 떨어질 듯한 현상이 있게 되면 성병에 감염되어 있음을 나타낸다.

코에서 비린내가 나면 폐질환이고 음식물이 탄 것 같은 냄새가 나면 심장병, 누린내가 나면 간장병, 달콤한 향기가 나면 비장병, 썩는 내가 나면 신장병의 우려가 있다.

▶ 코를 관찰하고 난후의 증세 판별

첫째, 코가 검푸른 색깔을 띤다면 몸의 어디인가에 분명히 이상이 있음을 나타내며 코가 아프기도 하다.

둘째, 코 빛깔이 누르면서 붉은빛을 띠면 열(熱)이 오르고 있는 징조이다.

셋째, 코끝이 희어지면 몸에 한기(寒氣)가 침범당하는 징조이므로 이때는 한기에 저항하기 위해 코의 양쪽 옆을 엄지손가락으로 마찰해 주면 이 한기의 침범을 예방하여 감기를 예방할 수 있다.

넷째, 코가 붉어지면 간장(肝臟)과 비장(脾臟)을 점검해야 한다. 알코올에 중독되면 속칭 딸기코, 즉 콧방울이 빨개지고 붓는다.

다섯째, 술을 과음하지 않는 사람이 코가 붉어진다면 이는 간장(肝臟)과 비장(脾臟)의 이상(異狀) 징조이므로 신속하게 대응조치를 취해야 할 것이다.

입술을 통한 관찰

(1) 입술은 비장(脾臟)과 신(腎)의 거울이다.

윗입술이 빨갛게 축축하며 아랫입술이 보랏빛으로 건조되어 있으면 위가 몹시 차면서 동시에 열이 있어 가슴속이 번민으로 고통스럽고 가슴이 막힌 것처럼 느껴진다.

건강한 사람은 입술의 혈색이 붉지만, 입술의 혈색이 검푸르든지 하얗다면 관련된 장기에 또는 몸 전체의 건강에 적신호를 던져준다고 보아야 한다. 이것은 입이 바로 비장(脾臟)과 위(胃)의 거울이기 때문이며 비장의 건강 상태는 입술의 색깔뿐 아니라 운동 기능 자체까지 영향을 미침을 알 수 있다. 즉, 비장이 약하면 입술을 놀리는 움직임 자체가 탄력을 상실하여 밥 속에 든 돌을 골라내는 작용이 미숙해지고, 입술에 붙은 밥알 같은 것을 처리하는 데에도 아주 부자유스러워진다.

(2) 입술 색깔

① 입술의 위가 희무스레할 경우

대장을 흐르는 기혈통로가 허한증(虛寒症)으로, 배설이 불순하며 변비 가능성이 있다.

② 윗입술이 건조하고 거무스름하면서 아랫입술이 조이며 누를 경우

대장에 냉기가 심하며 위열이 있어 위장이 과민해서 그 밖의 병변을 발생하기 쉽다.

③ 윗입술은 희미하게 희고 아랫입술이 빨갛고 축축할 경우

대장에 병이 침범하여 어깨, 등에 통증이 나타나거나 허리 및 다리에 힘이 빠지기 쉽다.

④ 윗입술은 보랏빛으로 건조하고 아랫입술은 빨갛게 축축할 경우

대장에 냉기가 심하며 동시에 열을 띠고 배설불량이며 입냄새, 입안에 부스럼 등이 생긴다.

⑤ 윗입술은 빨갛게 축축하며 아랫입술이 희미하게 하얗게 될 경우

위가 차가우면서 습(濕)이 많아 복창(腹脹), 트림이 난다.

(3) 입술과 비장 간의 관계

① 비장(脾臟)이 과로한 경우

입술이 뻣뻣하여 움직이기 거북한 사람은 비장이 과로한 상태를 나타낸다.

② 비장(脾臟)이 위태로운 경우

입술이 크고 탄력이 없는 사람은 비장이 위태로운 징조
이다.

③ 입술색이 좋은 경우

입술 위아래 상태가 좋고 혈색이 좋은 사람은 비장이 건
강하며 비장 위치가 정상적이다.

④ 입술이 비뚤어진 경우

입술 한쪽이 위로 올라갔거나 비뚤어진 사람은 비장 위치
도 한쪽으로 틀어져 있다. 이런 상황에서는 비장 기능은
비정상이다. 비장과 위가 건강하고 활력이 있는 사람은
언제나 입술이 윤택하다.

갑자기 어떤 자극을 받아 공포에 떨게 될 경우 입술이 창
백해진다. 이는 심장의 동계(動悸)와도 관련이 있지만 특
히 비장의 반응임을 알아야 한다.

비장이 약하면 입술이 창백하면서 윤기가 없다. 때문에
입술에 이러한 징조가 나타나면 비장과 위장을 점검하여
이를 보완하는 방책을 찾아야 한다.

대장과 폐는 영원한 짝꿍

- 폐의 상태는 양 뺨을 보면 알 수 있다.
- 대장 용종 증후는 양 뺨에서 볼 수 있다.

우리는 주변에 있는 인물들 중에서 볼에 살이 없어 홀쭉한 사람을 보게 되는데, 이런 분들은 폐(肺) 기능이 약한 경우가 많다. 만약 볼에 세로 주름이 나타날 경우에는 염도가 높은 음식을 과잉 섭취했다고 봐도 틀리지는 않는다. 그런데 양 뺨에 점 얼룩 기미가 갑자기 나타날 경우에는 신경을 쓸 필요가 있다. 대부분 내시경검사를 하면 대장 용종인 경우가 많다.

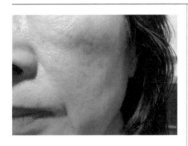
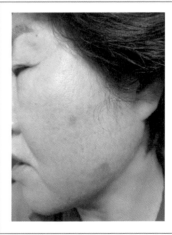

또한 뺨에 얼룩 반점이 있는 경우는 대개 폐 기능도 떨어져 유방에 이상증후가 나타나기도 한다. 아래 사진에서 좌측 사진은 뺨에 얼룩이 보이고, 좌측 눈 안쪽[내안각] 부위에 반점이 보이길래 유방 이상을 검사토록 권유했더니, 전에 유방 선종이 있었다고 한다.

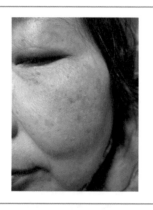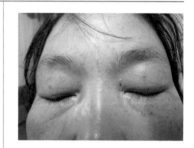

폐의 주요 기능인 호흡(呼吸)은 대우주와 그 안에서 살아가고 있는 소우주체인 우리의 생존을 연결시켜 주는 탯줄과도 같다. 우리가 매일 입으로 들어가는 음식을 통해 영양을 섭취하고 있지만, 이 음식물을 에너지[氣]로 전화(轉化)하기 위해서는 음식물을 태우는 산소가 필요한데, 이는 호흡을 통해서만이 가능하다는 점을 잊지 말아야 한다. 이 정도로 폐는 중요하다.

귀를 통한 관찰

귀의 크기, 위치, 살결은 모두 신(腎)의 선천적인 형태와 성질, 체내 위치에 관계가 있다.

① 귀가 단단히 죄어져 빈틈이 없으면 신장도 단단히 죄어져 있어서 요통이나 허리의 나른함 등이 발생하지 않는다. 귀가 지나치게 큰 사람은 신장도 크며, 신장이 크면 허리 등 쪽의 신경을 압박하기 때문에 허리의 나른함이나 요통이 발생하고 앞으로 구부리거나 뒤로 젖힐 수도 없다.

② 단정한 귀의 위치는 눈썹의 연장선과 코끝의 연장선 사이에 있다.

귀의 위치가 지나치게 높으면 신장의 위치도 높다. 신장의 위치가 높아서 정상인 위치를 넘어서면 간장을 압박하기 때문에 등에서 나른한 통증을 느낀다.

귀의 위치가 낮으면 신장의 위치도 정상의 위치보다 낮으며, 지나치게 낮으면 신장은 장을 압박하기 때문에 탈장이 되기 쉬우며 허리나 엉덩이에 통증이 발생하기 쉽다.

귀의 위치가 기울어져 있으면 신장도 기울며 주변의 장기를 압박해서 허리나 신장의 질병이 발생하기 쉽다.

정면에서 귀를 보아 얼굴에 가려져 보이지 않고 두 개골 아래 붙은 것처럼 보이면 제2요추의 순환이 잘 안 되며, 이때 과로하거나 식염을 지나치게 취하면 허리가 즉시 아프다.

③ 귓불이 두꺼우며 앞으로 젖혀져 있으면 외향성 성격이며 가슴이 번민으로 괴로워하기 쉽다. 귓불이 두꺼우며 뒤로 젖혀져 있으면 내향적 성격이며 가슴속은 번민하기 쉽다. 귓불이 똑바로 늘어져 내려가 있는 사람은 음양의 균형이 잡혀 온건한 성격이다.

④ 귀가 크며 연약하게 찌부러진 것은 좋지 않다. 이 경우 허리나 신장이 피로를 느끼기 쉬워진다. 허리나 신의 작용은 피로하게 되면 그 기능에 영향을 미치기 쉽기 때문에 평소 주의해야 한다. 귀는 견고하게 단단히 죄어져 균형이 잡혀 있는 것이 좋으며 단순히 크고 작음을 논하는 것은 아니다.

⑤ 귀의 육질이 엷고 연하면 신장의 오줌 분비와 배설 기능이 좋지 않다. 또 좌측 귀의 뒤가 움푹 패어 있으면 좌측 요통이 있으며, 우측 귀의 뒤가 움푹 패어 있으면 우측 요통이 있고, 두 귀가 다 움푹 패어 있으면 허리 전체가 아프다.

목을 통한 관찰

목(咽喉)은 호흡 음식물이 이동하는 통로로서 중요하며 턱 아래쪽의 광경근, 귀 뒤에서 목으로 내려간 흉쇄유돌근, 목 뒤쪽 중앙에 두 줄로 내려간 승모근 등의 근육이 호흡, 음식물, 혈액순환에 대해 작용하며 내외가 서로 협력해서 효과를 나타낸다.

이런 근육들이 노화되어 닭의 아래턱과 같이 느슨해져서 주름이 생기는 것은 광경근의 이완과 퇴화에 의해 늘어지는 것으로서 인후 부위의 기능도 따라서 퇴화되는 것을 말하고 있다.

만약 목 뒤의 승모근이 경직되고 힘이 없으면 경추 기능도 불량하다.

오장의 자가치료 검사-맛⟨味⟩을
통한 관찰법

(1) 다섯 가지 맛, 입에 들어가면 각기 가는 곳이 일정하게 정해져 있다.

계절이나 환경이 변할 때 갑자기 어느 특정한 먹거리가 먹고 싶을 때가 있는데, 이럴 때는 바로 먹어두는 것이 건강에 좋다. 왜냐하면 사람이 어떤 질병에 걸리기 직전 단계에 이르면, 인체 자각 증상으로 입맛 취향이 변하는 상황이 오는 경우가 많기 때문이다. 이처럼 입맛 역시 생명활동의 핵심이기 때문이다. 그래서 먹거리를 활용한 식품처방을 활용한다면 건강증진과 방어력에 도움이 된다. 이제부터는 미각을 통한 건강관찰법을 구체적으로 알아보기로 하겠다.

우리가 느낄 수 있는 맛은 「쓴맛, 신맛, 단맛, 매운맛, 짠맛」 다섯 가지 맛이다. 이러한 맛은 사람이 정상적인 건강한 상태일 때는 별다른 이상이 나타나질 않는다. 하지만 몸 특정 부위가 비정상 상태에 있게 되면, 입맛도 편중되어 나타난다. 때문에 이러한 변화를 통해 인체 내 비정상 상태를 판별해 낼 수가 있어, 아프지 않고 건강을 유지할 수 있게 된다.

블랙커피를 빈속에 마시든가 너무 지나치게 과음하면 입맛이 떨어져 식욕부진에 시달리게 된다. 왜냐하면 위장은 쓴맛(苦)과는 상극이기 때문이다. 그렇다고 단맛을 많이 먹는 것도 또한 주의해야 한다. 단맛은 근육의 긴장을 이완시켜 위장활동을 무력하게 하여 소화장애를 일으키기 때문이다. 이처럼 다섯 가지 맛이 입에 들어가면 각기 가는 곳이 정해져 있기 때문에 이 귀경 성질을 파악한다면 인체 내 비정상 상태를 알 수 있게 된다.

---

① 쓴맛은 심장(心臟)과 연관을 가지며,
② 신맛은 간장(肝臟)으로 들어가고
③ 단맛은 비장(脾臟) 안에 머무르며
④ 매운맛은 폐장(肺臟)에 연결되며
⑤ 짠맛은 신장(腎臟)에 가세한다.

---

(2) 쓴맛(苦味)을 통한 관찰

모든 음식물이 입에 들어갈 경우 쓰게만 느껴지거나 입 자체에 쓴맛이 돌 때는 심열(心熱)이 있거나 담(膽)이 약하여, 몸과 마음이 상기(上氣)된 상태이다.

심열(心熱) 상태일 경우에는 용담사간탕(龍膽瀉肝湯)을 복용하면 좋다. 또 이 약은 부스럼이나 종기가 났을 때에도 효과가 있다. 담(膽)이 약한 경우는 익담탕(益膽湯)을 사용한다. 어느 약을 사용할 것인지는 전문가와 상의하는 것이 좋다. 쓴맛이 심열로부터 오는 것인지 담(膽)에 연유한 것인지를 잘 구분해야 하기 때문이다.

(3) 신맛(味)에 의한 관찰

음식물이 잠자리에 들기 전까지도 소화가 잘 안 되어 더부룩할 때 신맛을 느낀다. 간장(肝臟)에 화(火)가 있어도 신맛을 느낀다.

치료약으로는 폐 기능을 끌어올리고, 간(肝) 기능을 진정시키는 청간탕(淸肝湯)이나 세간산(洗肝散)을 복용한다.

(4) 단맛(甘味)을 통한 관찰

일상생활에서 노동으로 인해 피로할 때는 단맛을 내는 음식을 원하게 된다. 이는 비장이 약해져 있음을 뜻하는 경우가 많다. 그리고 비장이 열을 받으면 입안이 달게 느껴진다. 이런 경우 치료약은 삼황탕(三黃湯)이 있다.

몸이 피로하면 당분(糖分)을 필요로 하는 것과는 다르다. 당분은 소장에서 즉시 흡수되어 글리코겐으로 변화, 세포의 피로를 풀어주는 역할을 하지만 당분과 단맛(甘味)은 구분이 있어야 한다.

(5) 매운맛(辛味)에 의한 관찰

폐에 열이 있을 때는 매운맛에 민감해지고 입안에 매운맛이 돈다. 치료약으로는 간 기능을 보충하고 폐 기운을 덜어내는 사백산(瀉白散)을 사용하면 효과가 좋다.

(6) 짠맛(鹽味)을 통한 관찰

짠맛은 신장(腎臟)에 열이 오를 때 입안에 민감하게 나타나는 미각으로서, 이 경우는 심(心)을 보(補)하고 신(腎)을 사(瀉)하는 자신환(滋腎丸)을 복용하면 좋다.

입에서 악취가 날 경우 위에 열이 있어서 난다면 승마황련환(升麻黄連丸), 육식(肉食)을 많이 하기 때문에 나는 경우는 신공환(神功丸)이 적합한 처방이다. 이를 정리하면 다음과 같다.

---

① 열(熱)이 성하면 입 안이 쓰다.

② 냉(寒)이 성하면 입 안이 짜다.

③ 음식이 밤중까지 소화가 잘 안 될 때는 입 안에 신맛이 돈다.

④ 몸과 마음이 열이 나 손발을 가만히 두지 못하는 번조증상일 땐 입 안이 떫다.

⑤ 허(虛)하고 위(胃) 기운이 찰 때는 입 안이 지나치게 무미(無味) 상태가 된다.

⑥ 종기(腫氣)가 나면 입 안에 단맛이 돈다.

⑦ 우울하면 입 안에서 냄새가 난다.

⑧ 응어리가 생기면 부스러기 두드러기가 나온다.

이상과 같은 진단을 통해 나쁜 곳을 발견하면 식물 자체에도 맛이 있으므로 다섯 가지 맛의 귀경을 찾아보면 충분히 자가 치료가 가능하다.

"콩 심은 데 콩 나고 팥 심은 데 팥 난다"는 옛말,
하나도 틀리지 않습니다.

얼마 전에 김 권사님 추천으로 내원하신 김 여사님이, 편한 마음 힐링센터에 오신 첫날부터 엄청 만족한 효과를 얻어 감동하셨는지, 시어머님과 남편을 모시고 다시 오셨다.

먼저 남편 안면관찰을 해 드렸다. "콩 심은 데 콩 나고 팥 심은 데 팥 난다"는 옛말처럼 입술색을 보니, 신장 간 기능이 떨어지니 비위 기능이 부진하다. 이로 인해 양어깨 전면에 통증이 있다고 알려 드리니, 공감하는 표정이다.

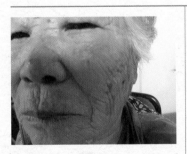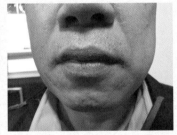

더불어 나이에 비해 좌우 양측 머리칼이 흰머리가 많다. 이 역시 신장 기능이 떨어져 있다는 방증이다. 이어서 바로 옆에 앉아 계신 어머님의 얼굴에서도 신장 기능이 약하다는 흔적이 보였다.

양 뺨에 얼룩 반점 흔적이 보이니 대장 용종에도 신경을 써야 한다고 말씀드리니, 공감하면서 고개를 끄덕인다. 역시나 아들과 똑같이 허리 골반 엉치 부위가 심하다고 하니, 며느리 아들 어머님 세 분은 크게 봐서 동일한 치료를 반복하는 것이 최상의 건강유지 방법일 것 같다.

제 **4** 장

오장의 자가치료 검사
-음식처방

얼굴 피부색과 인체 내 각 조직기관(組織器管)의 기능 장애 감별

TCM 한의학에서는 오정오색(五情五色)이라고 하는데, 얼굴이나 피부에 나타나는 색상(色相)은 하양, 검정, 빨강, 자주, 청백, 노랑, 주황, 초록, 연분홍의 9가지 색이 있다. 인체 내 각 조직 기관이 기능 장애를 일으키면 각각 특유의 색소를 다량으로 흡수하여 축적(蓄積)하지 않으면, 그 기능의 활동이 좋아지지 않는다. 그래서 피부가 물들어 특유의 색상이 나타나게 된다.

흰색(白色)

폐장(肺臟)은 흰 색소로 활동해 내는 장기로서, 만약 폐장부가 장애에 빠지면 흰 색소의 흡수가 왕성하게 되어, 얼굴과 몸의 피부는 희게 된다. 흰색 식품을 섭취하면 폐장(肺腸) 활동이 좋아지게 되고 더 이상 흰색을 필요로 하지 않게 되면 그 침착(沈着)은 사라지고 건강한 모습으로 되돌아온다.
흰 무, 순무, 양파, 파, 콩, 두부, 낫또(納豆, 콩을 삶아 발효시킨 식품) 등이 폐 기능을 향상시킬 수 있는 대표적인 식품이다.

검정색(黑色)

신장(腎臟), 부신(副腎) 활동을 좋게 하는 데는 검정색, 회색이 필요하다. 이 계통이 나쁜 사람은 모두 검은 얼굴, 검은 귀, 피부 전체도 검다. 검은 색소를 다량으로 흡수하여 쌓이게 되면 신장이나 부신의 활동을 좋게 한다. 검정콩, 검정깨를 비롯하여 김, 다시마, 녹색나물 등이나 회색 식품을 섭취하면 좋게 된다.

빨강색(赤色)

심장이 악화되어 있는 사람은 빨간 색소를 흡수하여 심장의 활동을 좋게 하고 있다. 때문에 피부가 물들어 독특한 빨간 얼굴로 된다. 빨간 색소인 작은 붉은 팥(赤小豆)을 삶아서, 약간의 소금과 큰 숟갈 하나의 벌꿀을 넣어, 작은 찻잔 하나 정도 마시거나 혹은 날(生) 분말 4~7g을 저녁 식사 때 먹으면, 심장은 좋아지고 빨간 얼굴색은 사라져서 연분홍색으로 된다.

심장은 흰 설탕 및 설탕이 듬뿍 들어간 제품의 과잉 섭취에다 비타민C의 만성적 결핍으로 발목이 손상되고 하지(下肢)가 경화(硬化)되면, 대부분 심장병으로 고생하지 않을 수 없게 된다.

빨간 색소의 식품, 붉은 팥(赤小豆), 달게 삶은 팥(金時豆), 붉은 무, 사탕무, 당근 등의 섭취가 중요하다.

자주색(紫色)

혈관의 장애로 얼굴뿐만 아니라 입술과 손톱 색깔까지 자남색(紫藍色)이 된다. 심장병과 마찬가지로 붉은 팥을 먹고, 발목 염좌를 고쳐야 호전된다.

청백색(青白色)

위나 장이 나쁜 사람은 약간 푸른빛의 창백한 얼굴색을 띤다.

노랑색(黃色)

간장(肝臟) 장애의 얼굴은 노랗게 되고, 심해지면 눈의 각막(角膜)부터 손바닥까지 피부 전체가 노랑색으로 나타난다.

〈참고〉

감피증(柑皮症)이라고 하여, 밀감류를 과식하면 손바닥이나 발바닥이 밀감류의 색소로 물들어 노랑색이 되는데, 이 경우는 황달(黃疸)과는 다르다.

주황색(橙色, 오렌지색)

담낭(膽)이 나쁘면 주황색의 얼굴이 된다. 늙은 호박, 단호박, 당근, 토마토, 감귤류 등 노랑색이 있는 야채, 과일을 섭취해야 한다.

초록색(綠色)

비장(脾臟)이 나쁜 사람은 안색이 초록색을 띠게 된다. 초록색의 야채를 먹으면 좋다.

심장 : 얼굴 부위 자가 검사(Self-Test)

자신의 얼굴 부위를 관찰하며, 아래 현상이 나타나지 않았는
지 살펴본다.

① 전체 얼굴이 약간 붉은 것 : 심장 기능의 항진, 열기가
　너무 많은 것

② 얼굴 부위 부종 : 심장 기능의 이상

③ 혀끝이 붉고, 전체적으로 봤을 때 약간 보랏빛이 돈다.
　심장 관련 부위 순환에 이상 발생

④ 혀 앞부분이 뻣뻣함 : 심장 관련 부위 순환에 이상이 생
　긴 것

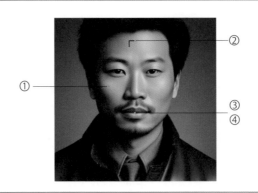

자각증상 검사

자신의 최근 상태를 돌이켜보고, 아래 증상이 나타나지 않았는지 살핀다.

① 자주 심계(心悸, 심장이 두근거림)와 숨이 찬 것을 느끼는 것 ⇨ 심장 기능의 쇠약

② 심장, 가슴 부위에서 목구멍 아래까지, 자주 질식할 것 같은 느낌이 드는 경우 ⇨ 심장 기능의 쇠약

③ 쉽게 잠들지 못하는 것 ⇨ 심장 기능의 항진, 열기가 너무 많은 것 / 심장의 영양실조, 활력의 하락

④ 쉽게 건망(健忘)하는 것 ⇨ 심장의 영양실조, 활력의 하락

⑤ 가끔 혀가 짧게 어눌하게 말하는 경우 ⇨ 심장의 영양실조, 활력의 하락

⑥ 손과 발이 이상하게 부어오르는 것 ⇨ 심경 순환에 이상이 발생한 것

⑦ 좌측견갑골, 목 어깨가 경직되고 쑤시고 아픔 ⇨ 심경 순환에 이상이 발생한 것

심장을 보양하는 처방전

처방 1 ⇨ 음식 : 붉고, 씁쓸한 맛이 있는 음식을 많이 먹는다.

당근	붉은 콩	토마토	딸기
무화과	수박	여주	연밥
비트	붉은 피망	홍고추	홍시

처방 2 ⇨ 생활 습관 :

▶ 산책 혹은 천천히 뛰는 것 등의 간단한 운동은 심장을 단련시키는 데 도움을 준다.

▶ 목욕을 할 때 너무 뜨거운 물을 사용하지 않는다.

▶ 물의 높이는 심장을 넘으면 안 된다. 너무 뜨거운 물은 심장에 부담을 증가시킨다.

처방 3 ⇨ 계절에 따른 주의사항 :

▶ 몹시 더운 여름 혹은 극히 추운 날씨는 심장에 악영향을 미칠 수 있다.

▶ 너무 춥거나 너무 뜨거운 날씨는 모두 심장에 부담을 증가시킨다.

▶ 여름 혹은 겨울에는, 최대한 신체가 가장 편안한 환경에 놓이게 한다.

간(肝) : 얼굴 부위의 자가 검사(Self-Test)

자세하게 자신의 얼굴 부위를 관찰하며, 아래 현상이 나타나지 않았는지 살펴본다.

① 얼굴색이 청색으로 변하는 것 ⇨ 간 관련 부위 순환에 이상이 생긴 것

② 힘줄이 드러난 것 ⇨ 간 관련 부위 순환에 이상이 생긴 것

③ 눈이 쉽게 피로하고, 시력의 감퇴 ⇨ 간에 피가 부족한 것

④ 눈물이 절로 흐르는 것 ⇨ 간에 피가 부족한 것

⑤ 눈 흰자위가 황색으로 변함 ⇨ 간 기능이 이상한 것, 담즙이 밖으로 흐르는 것

⑥ 눈의 흰자위가 붉은색으로 변한 것 ⇨ 간 관련 부위 순환에 이상이 생긴 것

⑦ 눈 주위에 주름이 있는 것 ⇨ 간에 피가 부족함 / 간 관련 부위 순환에 이상이 생긴 것

⑧ 코가 빨개지는 것 ⇨ 간 기혈통로의 혈액순환에 이상이 생긴 것

⑨ 쉽게 코피가 나는 것 ⇨ 간 기혈통로의 혈액순환에 이상이 생긴 것

⑩ 혀끝이 벗벗하게 굳는 것 ⇨ 혈액순환에 이상이 생긴 것

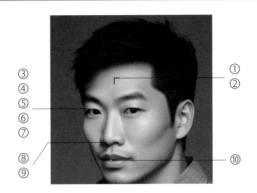

자각증상 검사

자신의 최근 상태를 자세하게 돌이켜보고, 아래의 증상이 나타나지 않았는지 살핀다.

① 감정 기복이 큰 것 ⇨ 간 관련 통로 순환에 이상이 생긴 것

② 쉽게 건망하는 것 ⇨ 간에 피가 부족한 것

③ 잠을 쉽게 들지 못하는 것 ⇨ 간 관련 통로 순환에 이상이 생긴 것

④ 깊게 잠자지 못하는 것. 자주 꿈꾸는 것 ⇨ 간 기혈통로 순환에 이상이 생긴 것

⑤ 식욕이 어쩔 땐 크고 어쩔 땐 작은 것 ⇨ 간 관련 통로 순환에 이상이 생긴 것, 위장 운동이 억제된 것

⑥ 자주 반복되는 변비와 이질(下痢) ⇨ 간 관련 통로 순환에 이상이 생긴 것, 위장 운동이 억제된 것

⑦ 정력 감퇴 ⇨ 간, 신장에 문제가 발생했을 가능성이 매우 큼

⑧ 어깨 부위(주로 우측) 근육경직, 아랫다리에 쥐가 나는 것 ⇨ 간에 피가 부족한 것

⑨ 손톱이 하얗게 되고 약해지는 것 ⇨ 간에 피가 부족한 것

간을 보양하는 처방전

처방1 ⇨ 음식 : 황록색, 신맛이 나는 음식을 많이 먹는다.

시금치	유채	미나리	유자
레몬	매실	비파	올리브

처방 2 ⇨ 생활 습관 : 좋지 않은 기분을 억제한다. 좋은 수면 품질을 유지한다.

▶ 간장의 회복이나 혈액 정화는 모두 수면 중에 진행된다. 따라서 최대한 밤 11시 전에 숙면을 취한다.

▶ 화를 내는 것 혹은 정서적 긴장은 간장을 상하게 할 수 있다. 자주 화를 내거나 긴장을 할 때는 숨을 깊게 쉬고 마음을 평정시킨다.

처방 3 ⇨ 계절에 따른 주의사항 :

▶ 봄은 간장의 활력이 가장 왕성한 시기다.

▶ 신진대사의 활력이 왕성한 봄은 간장 역시 활력이 가장 왕성한 시기다.

▶ 충분한 휴식을 취하도록 한다. 간장이 지나치게 피로하는 것은 피한다.

비(脾) : 얼굴 부위의 자가 검사(Self-Test)

자세하게 자신의 얼굴 부위를 관찰하며, 아래 현상이 나타나지 않았는지 살펴본다.

① 얼굴색이 황색인 것 ⇨ 비장 활동 기능의 실조로 인해 빈혈을 초래함

② 얼굴과 몸이 붓는 것 ⇨ 비장 활동 기능이 저하되어, 체내 수분이 과다하게 남는 것

③ 얼굴 부위의 모공이 커지고, 푸석푸석한 느낌이 나는 현상이 있는 것 ⇨ 비장 활동 기능이 저하되어, 체내의 수분이 과다하게 남는 것

④ 가끔 눈을 반만 감고 자는 것 ⇨ 비장 활동 기능이 저하되어, 체내의 수분이 과다하게 남는 것

⑤ 입 냄새가 있는 것 ⇨ 위장 기능이 극도로 흥분한 것

⑥ 구강이 쉽게 건조해짐 ⇨ 위장 기능이 극도로 흥분한 것

⑦ 잇몸이 쉽게 붉어지고 붓고 피가 나는 것 ⇨ 비장 활동 기능이 저하되어, 혈관이 허약해지는 것 / 위에 열이 있음

⑧ 타액 분비 과다 ⇨ 비장 기능 저하로 체내 수분이 과잉된 상태

⑨ 혀 가장자리에 이빨자국 ⇨ 비장 기능 저하로 체내 수분

이 과잉된 상태

⑩ 혀 앞부분이 지나치게 하얗거나 빨간 상태 ⇨ 영양흡수 불량으로 빈혈 경향 있음

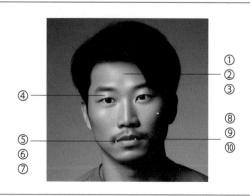

자각증상 검사

자신의 최근 상태를 자세하게 돌이켜보고, 아래의 증상이 나타나지 않았는지 살핀다.

① 식욕부진 ⇨ 위장이 너무 차가워, 체내의 수분이 과도하게 남아 있음

② 식욕이 이상하게 많아지는 경우 ⇨ 위장 기능이 너무 흥분되어 있음

③ 자주 위에 통증 혹은 위장의 가스가 차서 더부룩함을 느낌 ⇨ 위장 기능이 너무 흥분되어 있음

④ 쉽게 복명(腹鳴), 이질, 설사 증상이 있는 것 ⇨ 비장 활동 기능이 저하되어, 체내 수분이 과다하게 남는 것

⑤ 쉽게 멍이 드는 것 ⇨ 비장 활동 기능이 저하되어, 체내 수분이 과다하게 남는 것

⑥ 여성의 생리기간이 연장되는 것 ⇨ 영양부족으로 혈관이 약해져, 쉽게 피가 남

⑦ 근육에 힘이 없는 것 ⇨ 위장이 과도하게 차가워, 연동운동이 줄고 느려진 것

⑧ 신체가 약간 말랐거나 과도하게 뚱뚱한 것 ⇨ 위장 흡수가 좋지 못해, 말라지거나 부종으로 인해 뒤룩뒤룩 살이 찜

⑨ 뜨거운 음식을 먹기 좋아하는 것 ⇨ 위장 기능 저하

비·위장(胃腸)을 보양하는 처방전

처방1 ⇨ 음식 : 황색, 단맛이 나는 음식을 많이 먹는다.

호박	고구마	단감	옥수수
대두콩	바나나	사과	연근

처방 2 ⇨ 생활 습관 :

▶ 잘 씹고 천천히 삼킨다. 지나친 피로를 피하는 것이 위장
에 가장 좋은 약이다.

▶ 위장 관련 질병은, 잘 씹고 천천히 삼키는 것으로 개선시
킬 수 있다. 인내심을 갖고 30회 정도 잘 씹는다.

▶ 과도한 피로와 화를 내는 것은 위장을 상하게 할 수 있다.
따라서 자신의 화를 스스로 풀 수 있는 취미를 찾는다.

처방 3 ⇨ 계절에 따른 주의사항 :

▶ 습한 계절에는 더욱 위장에 주의해야 한다.

▶ 물을 많이 마셔야 하고, 음식 위생에 주의해야 한다.

폐(肺) : 얼굴 부위의 자가 검사(Self-Test)

자세하게 자신의 얼굴 부위를 관찰하며, 아래 현상이 나타나지 않았는지 살펴본다.

① 얼굴이 창백한 것 ⇨ 폐 연관 부위 순환에 이상이 생긴 것이다.

② 쉽게 습진이 생기는 것 ⇨ 피부를 주관하는 폐 기능이 쇠약해진 것

③ 쉽게 코가 막히거나 콧물이 흐르는 것 ⇨ 폐가 병독의 감염을 받은 것

④ 코와 양쪽 뺨에 여드름이 생기고 코가 아픈 것 ⇨ 폐에 염증이 생겼을 가능성

⑤ 목이 쉽게 붓는 것 ⇨ 폐열

⑥ 자주 입으로 숨을 쉬는 것 ⇨ 비염 혹은 코의 질병이 있음

⑦ 자주 기침을 하며, 가래가 있는 것 ⇨ 폐가 병독의 감염을 받은 것이다.

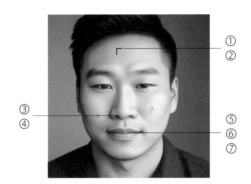

자각증상 검사

자신의 최근 상태를 자세하게 돌이켜보고, 아래의 증상이 나타나지 않았는지 살핀다.

① 과민성 피부염, 비염 등 ⇨ 폐 기능의 쇠약

② 쉽게 천식이 있음 ⇨ 폐 기능의 쇠약

③ 목과 기관지가 비교적 약함 ⇨ 폐 기능의 쇠약

④ 자주 감기에 걸림 ⇨ 폐 기능의 쇠약

⑤ 등에 털이 많음 ⇨ 폐 기능의 쇠약으로 인해 자가 보호의 현상이 나타난다.

⑥ 쉽게 변비에 걸림 ⇨ 대장 기능의 쇠약

⑦ 몸이 쉽게 부어오름(부종) ⇨ 폐 관련 부위 순환에 이상이 생긴 것이다.

폐를 보양하는 처방전

처방 1 ⇨ 음식 : 흰색, 매운맛이 나는 음식을 많이 먹는다.

무	감자	은행	배
양파	생강	고추	마늘

처방 2 ⇨ 생활 습관 : 신선한 공기는 폐의 좋은 약이다.

▶ 아침에 신선한 공기를 마시는 것은 호흡기관을 강화시킬
수 있다.

▶ 천천히 뛰거나 피부를 정작동 자극하면, 적당히 호흡기관
혹은 피부를 자극시켜, 소화에 도움을 준다.

처방 3 ⇨ 계절에 따른 주의사항 :

▶ 가을은 호흡기관이 가장 쉽게 손상을 받는 시기다.

▶ 기후가 건조하고 추운 가을철에는, 호흡기관에 쉽게 질병에 걸린다. 반드시 주의해야 한다.

▶ 여름에서 가을로 넘어가는 시기에, 보온에 주의하고 신경 써야 한다. 또한 양치질과 손 씻기를 더 많이 한다.

신장(腎臟) : 얼굴 부위의 자가 검사(Self-Test)

자신의 얼굴 부위를 관찰하며, 아래 현상이 나타나지 않았는지 살펴본다.

① 모발이 얇고 약하거나 흰머리가 있는 것 ⇨ 신장 기능의 쇠약, 신장의 기가 부족한 것

② 머리카락이 탈락(脫落)하는 것 ⇨ 신기능 쇠약, 신장의 기가 부족한 것

③ 얼굴색이 약간 검은 것 ⇨ 신장 관련 부위 순환에 이상이 생긴 것, 신장의 피가 부족한 것

④ 귀 부근에 습진이 나는 것 ⇨ 신장 관련 부위 순환에 이상이 생긴 것

⑤ 아래 눈두덩이가 어두운 것 ⇨ 신장 관련 부위의 순환에 이상이 생긴 것, 기혈의 부족

⑥ 눈동자가 흐릿함 ⇨ 신장의 피가 부족한 것

⑦ 눈꺼풀이 쉽게 붓는 것 ⇨ 신장 기능 저하, 체내 수분을 제어하지 못함

⑧ 혀의 가장자리에 이빨 모양이 나타나는 것 ⇨ 신장 기능의 저하, 제어하지 못함

⑨ 혀가 약간 붉으며, 설태가 두꺼운 것 ⇨ 신장의 기능이

좋지 못한 것

⑩ 치아가 쇠약하고, 쉽게 충치가 생기는 것 ⇨ 신기능의 쇠약, 신장의 기가 부족한 것

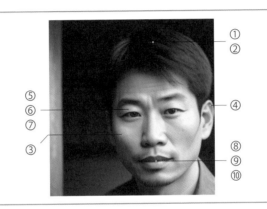

자각증상 검사

자신의 최근 상태를 자세하게 돌이켜보고, 아래의 증상이 나타나지 않았는지 살핀다.

① 소변을 누는 것이 시원하지 않은 경우 ⇨ 신장 기능의 쇠약

② 신체가 쉽게 붓는 경우 ⇨ 신장 기능 저하, 체내 수분을 제어하지 못함

③ 쉽게 피로하며, 체력이 쉽게 회복되지 못하는 경우 ⇨ 신장 기능 쇠약, 신체 노화

④ 성 기능의 감퇴 ⇨ 신장 기능의 쇠약, 신체 노화

⑤ 추위를 두려워하는 것(畏寒) ⇨ 신체 능력 하락

⑥ 손과 발에 힘이 없는 경우 ⇨ 신체 능력 하락

⑦ 손과 발에 열이 나는 경우 ⇨ 신장의 기능이 좋지 못한 것

⑧ 오후에 체온이 약간씩 상승하는 경우 ⇨ 신장의 기능이 좋지 못한 것

⑨ 이명, 중이염 있고, 청력장애가 있는 경우 ⇨ 신경 순환에 이상이 생김, 기혈부족

신장을 보양하는 처방전

처방 1 ⇨ 음식 : 검은색, 짠(鹹)맛이 나거나 촉감이 미끄러운
음식을 많이 먹는다.

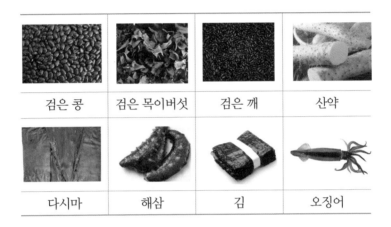

검은 콩	검은 목이버섯	검은 깨	산약
다시마	해삼	김	오징어

처방 2 ⇨ 생활 습관 : 허리와 다리 부위의 쇠약은 신장의 쇠약
이다.

▶ 언제 어디서든 운동과 산책, 하반신을 단련시키고 그리고
   땀을 낸다.
▶ 장시간 동안 서 있는 것 혹은 앉아 있는 것을 피한다.
   허리와 다리의 혈액이 원활하도록 유지한다.

처방 3 ⇨ 계절에 따른 주의사항 :

▶ 겨울에 두껍게 옷을 입는 것이 온기가 있는 방에 있는 것
　보다 더 좋다.

▶ 과도하게 추운 것은 신장에 나쁘다. 추운 계절에는 보온
　이 되는 옷을 입는다.

▶ 온기가 있는 방에 있는 것은 전기세를 낭비하는 것을 제
　외하고도, 신체에 좋지 못한 영향을 미친다.

결론 : 건강한 사람의 얼굴색은 연분홍색[살색]이다

얼굴부터 귀나 손바닥을 보면 광택과 윤기가 있는 연분홍색을 나타내고 있고, 손바닥의 근육은 분홍색을 띠는데 이는 건강, 특히 하지 중 엉덩이의 혈류 순환이 양호함을 나타낸다.

※ 건강하지 못한 색깔이 나타나는 경우에는 자신의 얼굴색과 같은 식품을 섭취하면, 본래의 건강색으로 되돌아갈 수 있다는 것을 알아야 한다. 그런데 흰색과 회색의 식품은 6원색(原色)을 가지고 있다. 태양 광선을 분광기(分光器)로 보면 자주, 파랑, 초록, 노랑, 주황, 빨강의 색을 갖고 있으며, 신속히 회전하면 희게 보이고 느리게 돌리면 회색으로 보인다. 또 자주, 파랑, 초록의 3색, 혹은 노랑, 주황, 빨강의 3색을 빠르게 회전하면 검게 보인다. 그래서 흰색, 회색, 검정색의 식품은 시각(時)에 관계없이 언제 먹어도 좋은 식품이다.

후기

인체 소우주와 안면 소인형법(小人形法)

1) 통증치료원리와 인체 소우주

지금까지 통증치료원리[신통약발, 파동지압]를 중심으로 치료원리를 말하다 보니 파동지압은 알겠는데, 신통약발이 무엇이며 어떤 치료 효과가 있는지 물어오는 분들이 많았다. 때문에 신통약발을 간단하게 소개하고자 한다.

인체는 소우주(小宇宙)라는 명제를 전면에 내세우고 있는 TCM 한의학의 입장에서 이를 다시 한번 반추해 본다.

삼라만상 자연에서 생장소멸을 거듭하는 모든 동식물은 하늘에서 내리쬐는 햇살, 눈(雪) 비(雨) 구름(雲), 먹이사슬로부터 입으로 들어오는 음식물 먹거리, 이 모든 것 중 어느 하나도 인공적이고 화학적 산물은 없다.

이와 같이 자연의 유지 발전하는 데는 절대적으로 자연적인 거름이 필요하다. 사람 몸은 자연의 축소판이라는 인체 소우주 사상과 함께 하는 우리 입장에서는 역시 자연적인 거름이 절대적으로 필요하다.

그러면 인체에게 유익한 자연적 거름은 무엇일까? 화학적 가공을 거친 약국에서 파는 양약(洋藥)일까? 그건 절대 아니다. 농산물 키우는데 화학비료의 유해성을 잘 알고 있기 때문에 농약 살포한 과일, 성장촉진제를 뿌린 각종 채소, 곡물들을 극혐(極嫌)을 하고 있다. 그럼에도 불구하고 우리 몸에 들어가는 화학약품에 대해서 무신경해서는 안 될 것이다.

말 그대로 우리 몸은 소우주. 우리 몸 안의 이상은 몸 안에서 해답[천연 거름]을 찾아야 한다. 필자가 여러 해 전에 특허청에 등록한 '신통약발'이 바로 인체 내의 면역물질 활성화를 촉진하는 순수 천연거름이라 할 수 있다.

신통약발은 황제내경에 언급되는 우주학 이론을 바탕으로 인체를 우주에 비유, 소우주적인 관념으로 기혈순환을 촉진하는 파동운동법으로서 음양균형을 이루게 하여 건강활성화를 일으킨다. 즉 우주의 운행규율, 즉 음양오행 학설를 소우주(小宇宙)적인 인체에 적용시켜 최상의 건강상태를 유지토록 해준다.

통증치료원리에 근거를 둔 안면관찰과 신통약발은 진단학이자 치료의학이고 침구의학까지 포용하는 생리학이며 병리학이라 할 수 있다. 이는 인체를 소우주체로 보는 데서 오는 당연한 귀결이다. 황제내경에 근거를 두고 있기에, 그 효과는 대단하다 할 수 있다.

우황청심환사향환 · 침향공진환 · 웅담환 등 이미 2천 년 전의 처방이 현대에도 특효약으로 자리매김하고 있듯이, '안면관찰 통증치료원리' 역시 자연의학치료에 크게 도움이 되는 원리이다.

2) 음양과 오행과 통증치료원리의 과학성

철학 안에는 본래 과학이 포함되어 있기 때문에, 뚜렷한 재현(再現)성을 지닌 안면관찰 통증치료원리는 근본적인 하나의 치료방법을 확립하고 있다.

오행이란 금(金), 목(木), 수(水), 화(火), 토(土)이며 이것은 우주만물의 큰 기둥이다. 다음은 필자가 존경하는 한성호 선생의 역저에 나오는 오행 상생상극에 대한 언급이다.

"이 상생상극의 평형관계를 가지고 그 변화와 불변의 결과를 미루어 판단한다. 이것은 비단 우주의 규율에 합치될 뿐만 아니라 인간사회에도 역시 부합된다. 예를 들면 금은 목을 베고, 목은 토를 흡수하며, 토는 수를 먹으며, 수는 화를 끄고, 화는 금을 녹인다는 것인데 이것이 바로 오행의 상극관계이다. 또 금은 수를 낳고 수는 목을 낳으며 목은 화를 낳고 화는 토를 낳으며 토는 금을 낳는다. 이것은 오행의 상생관계라 할 수 있다. 이와 같은 상호평형관계가 있으므로 비로소 평형적인 생장을 유지하게 되는 것이다. 이것이 과학이 아니고 무엇이겠는가? 다섯 가지 동력의 해설은, 즉 금(金)은 사방에서 안으로 흡수하여 확장 전개하는 특성이 있다는 점이다. 그러므로 폐장의 호흡 계통을 대표한다. 목(木)은 사방으로 발전하는 특성이 있다. 그래서 간장(肝臟)을 대표하여 사방으로 에너지를 제공한다. 수(水)는 아래로 유동하여 세척하는 특성을 가짐으로 신장(腎臟)을 대표하여 이뇨와 신진대사를 한다. 화(火)는 위로 향하여 올라가는 특성이 있으므로 심장을 대표하여 원기를 둔다. 토(土)는 만물을 생장케 하며 배설한 것을 흡수하는 특성이 있어 위장 부분을 대표한다. 한의약의 음양오행은 실제에 있어서 생물화학의 기본원리라 할 수 있다. 그러므로 이것을 가지고 병을 진단

하며 또한 치료방법을 확정할 수 있는, 극히 과학성을 띤 변
증방법이라고 할 수 있다."

또한 한성호 선생은 안면관찰의 판단을 다음과 같이 적고 있
다.

① 얼굴빛이 창백하고 기운이 없는 것은 폐가 약하거나 빈혈
   인 경우가 많다.
② 얼굴이 붉은 사람은 심장이 약하거나 고혈압이기 쉽다.
③ 얼굴빛이 검고 자색일 때는 대부분 간이 약하고 얼굴빛
   이 노랄 때는 간과 담 그리고 비장에 질병이 있음을 나타
   낸다.
④ 위장이 약하면(약하다는 것은 넓은 의미에서 보면 질병이다) 대부
   분 얼굴색이 검고 누렇고 창백하다.
⑤ 얼굴이 검고 붓는 것은 신장병 때문이지만, 붓기만 하는
   것은 심장이 약해서이다.
⑥ 사지와 수족이 붓는 것도 대부분 신장의 이상에서 오고
   폐열이 있을 때는 두 볼이 붉고 혈사가 낀다.
⑦ 코끝이 붉은 것도 간과 위의 결함이고 위맥이나 신맥이
   없으면 코끝이 검어지는데 이는 위독 상태임을 경고하는
   것으로 본다.

⑧ 바람을 쐬거나 햇볕에 눈물이 잘 나오는 사람은 대부분 간이 부실하다. 눈이 침침하고 아픈 것은 대부분 간에서 원인이 오고 또 빈혈이다.

⑨ 눈이 붉게 부은 사람은 폐열이 있고 간의 부실에서 온다. 얼굴의 죽은 깨와 기미는 간의 이상과 관계가 있고 여드름은 위가 약하거나 신경이 과로할 때 나타난다.

⑩ 앞머리가 아픈 사람은 심장이 약하고 과로하기 쉬우며 왼쪽 머리가 아픈 것은 간의 이상이나 빈혈 또는 혈액이 잘 통하지 않은 데서 온다. 오른쪽 머리가 아픈 사람은 심장이 약해서이고 기억력마저 나빠진다.

⑪ 윗머리, 뒷골, 목덜미가 아픈 것은 대부분 심장이나 신장과 관계가 있다. 뇌신경에 과로하거나 고혈압인 사람은 여자인 경우 자궁염과 관계있고 남자는 양기가 쇠퇴한 징후이다.

⑫ 위나 비장이 부실하고 열이 있을 때는 입술이 마르고 트며 부스럼과 부기의 증상이 따르고 눈 아래가 검푸른 것은 주색에 빠진 징조이다.

⑬ 입술이 검고 자색을 띠면 여자의 경우 월경불순, 남자는 신장의 이상을 나타낸다. 혀끝의 부스럼은 심장의 이상과 폐열에 관계있고 혓바닥의 부스럼은 대부분 심장과

위장에 열이 있을 때 온다.

⑭ 혀의 양쪽에 나타나는 물집은 폐 기능의 약함을 나타내고, 양쪽 약간 뒤 부스럼은 간의 허약과 열에서 온다.

⑮ 위가 냉하고 무력하면 혀 이끼가 붉고, 오장에 열이 있으면 혀 이끼가 검다.

⑯ 귀가 울리는 증상은 신장열이나 양기부족과 관련이 있고, 귀 고름도 신장열의 원인에서 온다. 고름이 나고 아픈 것, 열, 진물과 통증은 냉이다.

⑰ 손발의 되풀이되는 부기는 원기와 양기의 쇠약증상이고, 피부가 가려운 것은 폐와 신장의 부실 및 열의 원인이다.

⑱ 피부의 부스럼은 혈액의 독소와 관계가 있고 탈모증, 비듬도 간과 신장의 허약 및 정신 과로에서 온다.

⑲ 손톱의 중심이 부풀어 있으면 간병이고, 무늬가 생기고 검푸르면 간, 검은 것은 신장, 노란 것은 비장 등의 이상과 관계있고 빈혈일 때는 희다.

3) 안면관찰 소인형법

안면관찰에서 크게 활용되는 소(小)인형법이나 역(逆)인형법은, 얼굴에 조그맣게 인체의 각 부위를 적절하게 해당시킨 것으로서, 1901년에 출생한 일본의 유명한 자연의학자인 中西恒三 선생이 '병상망진비론'에 수록된 내용임을 밝힌다.

─안면(顔面) 소인형법(小人形) 및 조직기관(組織器官) 배당에 의한 질병 판단법

안면관찰 법에서는 우선 얼굴색의 변화를 본다. 그러기 위해서는 위장, 폐, 신, 생식기, 상지(上肢), 하지(下肢) 등이 얼굴의 어느 부위에 해당하는가를 알고, 이 변형 등을 보고 판단하는 일이 중요하다.

그것 때문에 소인형법이든가, 오장(五臟) 소인형법, 역(逆) 인형법, 내장 상태의 표현 부위든가, 생년월일에 의한 조직 기관의 인체배당법이든가, 갖가지 방법이 비법으로 전해지고 있다.

(1) 오장(五臟) 소인형법 (a)

왼쪽 법령(法令)의 아래를 머리 부위로 하고 턱의 지각(地閣)을 가슴, 심장 등에 배당하고 오른쪽 눈썹의 외연(外緣)을 발끝으로 하는 식으로 전신을 돔 형(型)으로 배치하고 있다. 예컨대 왼쪽 법령의 아래쪽에 나쁜 결함이 있으면 머리의 병이라든가, 두통증세 여부를 관측한다.

(2) 오장 소인형법 (b)

법령의 외측에 해당하는 볼은 대장, 법령의 내측의 식록(윗입술의 윗부분)의 부위는 소장의 강약을 나타낸다고 본다.

심한 설사를 한다든가, 설사가 계속되면 볼은 빠지고 혈색은 나쁘고 눈은 움푹 들어가게 된다.

그러나 급성의 복통이든가 변비 등의 경우는, 이 해당 부위에 나쁜 색이 반드시 나타난다고는 할 수 없다. 다만 소장에 심한 유착이 생기고 있을 때에는, 식록에 혈색이 나타나 있는 사례가 많다.

(3) 남성(男性) 소인형법

얼굴 안에 작은 인체를 그린 것이다. 목보다 위쪽의 머리, 눈썹 사이를 목(咽喉), 양 눈썹을 양쪽의 상지(上肢), 코를 몸체, 양 법령을 양 하지(下肢), 양 눈을 간과 심장, 인중을 음경, 구순(口脣)을 항문으로 정하는 식으로 배치하는 것인데 이것은 상당히 정확하다.

예컨대 입술은 항문과의 상관관계가 있고, 입술의 모양이나 주름이 바르게 새겨져 있는 사람은 항문상도 바르다.

법령이 좌우 균등하게 힘있게 새겨져 있는 사람은 하지가 튼튼하다. 법령이 힘 있고 입과 입술을 원형으로 좌우로 싸고 있는 사람은 발이 튼튼하여 오래 살 수 있다. 건강의 강약은 발과 다리의 강약에 정비례하며, 발과 다리가 튼튼한 사람은 정력도 좋다.

(4) 여성 역(逆) 소인형법

여성은 남성과는 거꾸로 배당한다. 구순(口脣)을 머리, 법령을 상지(上肢), 코를 동체(하방을 흉강, 상방을 복강), 눈썹을 하지, 명궁을 음문(陰門, 생식기)으로 본다.

명궁이 힘이 없이 늘어져 있는 부인은 섹스의 방면도 절제가 없다고 한다. 결함(缺陷)이나 몽혈색이 있으면 성기(性器)의 장해로 본다.

(5) 각 기관(器官) 배정과 특징*

아기의 얼굴은 깨끗하고 젖을 떼고 음식을 먹은 후에야 심장, 간장, 비장, 위장, 신장, 5장(五臟)의 능력을 나타내나 나이가 들수록 얼굴에 표시된다. 그것은 여드름, 치질, 기미, 자국, 주름에 지나지 않으며 일반적으로 10대는 여드름으로, 중년은 주름으로, 노인은 기미로 나타난다.

* 심양과학출판에서 발간한 '면진' 내의 일부 내용을 참고로 올린다.

① 얼굴의 점과 점 : 이 부분의 장기가 선천적으로 기능하지 않는 것을 의미한다.

② 얼굴의 기미 : 이 부분이 장기간 만성적으로 마모(3~5년에 형성)되어 발생하는 만성질환을 말한다.

③ 얼굴의 여드름 : 이 부위 장기에 염증성 병변(단기 형성)이 있음을 의미한다.

④ 얼굴 전체의 여드름과 반점 : 내분비 장애 또는 간의 면역 기능 저하를 의미한다.

※ 각 부위 별 특징

① 세 개의 횡(가로)수평선[이마에 깊은 수평선]은 높은 정신적 스트레스가 있음을 나타낸다. 기미가 있는 경우는 심혈관 및 뇌혈관 질환이 위험이 있다. 삼고[三高; 고혈압, 고지혈, 당뇨]를 예방해야 한다.

② 유방은 두 눈 사이에 나타난다 : 안쪽 눈구석에 푸른 멍[얼룩]이 든 사람은, 유선 증식이나 유방암을 앓고 있다.

③ 간은, 눈썹 가운데에서 바깥쪽 부분으로 나뉜다. (눈썹 끝에 점이 있으면 간에 병이 있다.)

④ 내측 심뇌폐 연결: (양 눈썹 사이에 세로 선이 있는 사람은 폐에 병이 있고, 가로 선이 세로 선과 연결된 경우는 심장에 병이 있다.)

⑤ 폐는 털과 코를 지배한다. (딸기코 혹은 모공이 큰 경우는 폐에
  병이 있다.)

⑥ 비장은 팔다리의 흰 입술을 다스린다. 〈코끝이 붉고 구덩
  이가 큰 모공이 있는 사람은 비장에 병이 있고 콧날개(鼻
  翼), 비순골(鼻脣沟)이 붉은 사람은 위장에 병이 있다.〉

⑦ 코끝은 비장과 위의 두 날개를 다스린다 : (코가 붉고 오목하
  고 구멍이 크면 비장에 병이 있고, 코가 붉으면 팔자주름이 붉고 위가
  병든다.)

⑧ 콧등 가운데 간, 양쪽 담낭 : (콧등 가운데에 점이 있으면 간장
  병, 양쪽에 점 얼룩이 있으면 담낭병증)

⑨ 간은 손발톱에서 나타난다. 힘줄과 정맥을 관장한다 : (간
  이 좋지 않으면 손톱에 세로줄이 생기고 손발이 저린다.)

⑩ 두 눈에서 나타나는 현상 : (간이 좋지 않은 사람은 눈이 뻑뻑,
  건조하고 시야가 흐려진다.)

⑪ 혀의 윗부분은 신(腎), 가운데는 심장 영역이다[혀의 뿌리
  는 신(腎) 부위로서 검은색을 띤 사람은 신장병, 혀의 가
  운데는 심장 영역을 나타낸다.)

⑫ 심장은 혀와 얼굴에 열려 있다. (혀가 갈라지고 얼굴이 붉어지
  고 눈이 충혈된 사람은 심장병이 있다.)

⑬ 대장은 원래 광대뼈 밖에 있다 : (대장은 광대뼈가 검고 붉으면

병이 있는 것이다.)

⑭ 광대에서 소장을 볼 수 있는 경우 : (광대 안쪽이 검거나 눈 밑의 주머니가 일찍 나타나면 소장이 병이다.)

⑮ 생식기가 하나인 영리한 입 : (입술의 반점이나 주름진 생식기가 병에 걸린다.)

⑯ 인중은 방광과 관련이 있다 : (인중에 반점이나 점이 있을 경우, 남자는 방광 종양이 있고, 여자는 자궁 근종이나 난소 낭종이 있다.)

⑰ 턱 껍질이나 귀가 검고 반점이 있으면 신장 질환이 있다.

⑱ 신장이 안 좋으면, 주요 뼈 골수를 생성하는 것이 쉽지 않다.(신장이 좋지 않은 사람은 요통, 다리 무거움, 기억력 부족, 치아 불량, 발기부전 및 조루 증상이 나타난다.)

⑲ 신장은 귀를 소생시키고 맥박을 열리게 한다 : (신장이 좋지 않은 사람에게는 난청과 이명)

⑳ 신장의 원활함은 머리카락에서 직접 볼 수 있다. (신부전 환자의 탈모 및 백발)

[참고]
시소현상/ 균형이론 최초의 발견자는 누구일까?

1954년 일본 군마현에서 아카바네 코베이(赤羽幸兵衛) 씨가
최초로 발견한 균형치료 이론으로서 중국에는 1970년대에,
한국에는 2000년에 접어들고서야 소개되었다. 그 이후 한국
에 있는 수많은 자연의학자들이 파동의학를 논하면서 서로
내가 원조(元祖)라고 우기고 있는 우스운 형국이다.
아카바네 씨가 77년 전에 이미 여기서 시소원리 외에도 '타
격이론, 균형이론, 저기압고기압이론'을 주창하였다.

특히 나의 존경하는 닥터 방 사부님은 그 자신이 체계화시킨
음양균형이론을, 자연의학 입장에서 황제내경을 해석하여
음양의학[陰陽醫學]을 저술하였다.

막연히 대응원리를 소개하는 여타 자연의학 연구가들에 앞
서 12경락을 중심으로 상하·좌우 서로 연결되는 이론을 체
계화시켰다는 점에서 자연의학계의 세계적인 귀중한 유산으
로 자리매김하고 있다.

장중경 한의대를 지켜본 소감

-신기술 YUSA침의 본류, 안면관찰의 학문적 본류

의료정책연구원 자료에 의하면, 세계의학교육협회(WFME)는 2012년에 한국의 한의대 전부를 세계의과대학 명부에서 삭제시켰다고 한다. 그 당시 필자는 캐나다에서 한국으로 완전 귀국을 한 지가 얼마 안 되어 그 기사를 보고 한 방 맞은 것 같은 얼얼함을 느꼈었다. 그 후 중국 중의대 중에서 11개 대학교가 세계 의학교육계로부터 퇴출 확정 통보를 받았다고 하여, 상당히 충격을 받았다.

그러나 장중경 한의대는 세계 의과대학 명부에 건재하고 있고, 미국의사자격협회(ECFMG)에도 여전히 등재되어 있기에 자부심을 느끼기도 했다.

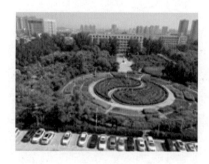

2000년대 초반부터 장중경 한의대와 교류가 있었기에 지금까지 쭉 지켜본 결과, 장중경 한의대만큼 가르치는 교육과정이나 각종 실험실습 시설이 글로벌 기준에 맞게 운용되는 대학으로 첫손가락으로 꼽을 수가 있다는 것을 알았다.

장중경 한의대는 세계의학교육협회
(WFME) 의과대학 명단에 등재되어 있기
에, 전 세계 어디를 가더라도 정식 대학으
로 대우를 받게 되므로, 세계 각지에 정착
하려고 하는 졸업생들은 장중경 학사학
위 증서를 보여 주면 바로 입국 시 법무부
로부터 병원을 운영하여 수익을 낼 수 있
는 비자로 스탬프를 찍어 준다고 한다. 그
얼마나 뿌듯한 일인가.

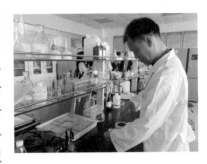

지금 폴란드에서 활발하게 한방병원 사
업을 펼치고 있는 장중경 한의대 동문은,
유럽에서 활동을 하다 보니, 장중경 한의
대가「중국 국립의과대학교」「217만 평 광
대한 캠퍼스」「미국의사면허시험에 응시
가능한 대학교에 등재(ECFMG)」되어 있
다는 점에 강한 프라이드를 느끼게 된다
고 한다. 역시 자신이 재학 중인 대학교
의 가치는 졸업을 하고 세상에 나가봐야
안다는 말이 맞다.

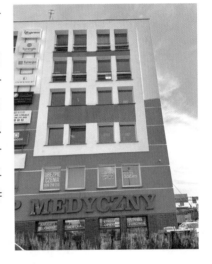

사실, 미국 한의학 시장에서 환자치료를 하는 침구사 중에서
한국 한의대를 나온 분들은 대부분 1회 시술료가 30달러 전후
라고 보면 된다.

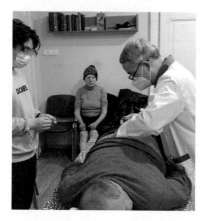

반면에 중국 국립의과대학교, 그것도 미국 의사면허시험에 응시 가능한 대학, 세계의학교육협회(WFME) 의과대학 명단에 등재되어 있는 대학(예를 들어, '장중경 한의대')출신인 경우 한방병원 입구 데스크에 침구사 원장의 이력을 쭉 나열해 놓는데, 이들이 받는 의료 시술비는 80달러~150달러가 일반적이니, 이 또한 미국 주류사회에 진입하는데 큰 도움이 되는 여건이라 할 수 있다.

한국에서는 흔히 장중경 한의대 캠퍼스가 217만 평이 넘는다고 하면, "중국은 땅이 넓어서 그렇겠죠"라고 하면서 넘어가는 분도 종종 있다.

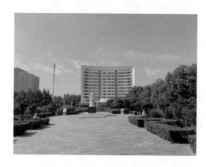

하지만 캠퍼스가 땅 넓이만 가지고 따지는 것은 아닐 것이다. 끝이 보이질 않는 넓은 학교 부지 안에 수많은 높은 현대식 건물(기숙사, 연구실습장비동, 장중경 역사관, 인체실습동 등)이 빽빽이 들어찬 것을 말하면, 그에 대해서 토를 다는 사람이 없다는 것도 재미있게 보였다. 한마디로 '군계일학(群鷄一鶴)'이다.

이처럼 좋은 대학이 한국 입학생들을 위하여 셔틀통학 과정을 운영하니, 한국에서 직장 생활을 하는 40대 이상 중년들에게는 낮에는 직장에서 열심히 일하고, 밤에는 각자 집에서 컴퓨터 화상강의로 공부를 하면서 일 년에 1회~2회 캠퍼스 방문을 통해 집중수업을 받으니, 금상첨화(錦上添花)격이라 할 수 있겠다.

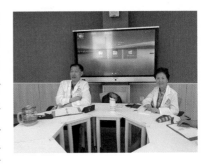

장중경 한의대 정문을 들어서면 캠퍼스 곳곳을 운행하는 전기차 셔틀차량이 7개 노선으로 운행을 하고 있는데, 차비는 단돈 1위안(대충 170원 전후)이니 이 또한 정말 편리한 시스템이라 할 수 있다.

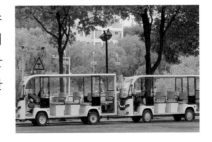

필자는 인생 후반기 90살까지 당당하게 경제 활동을 할 수 있는 직종이 바로 YUSA침술클리닉이라 생각한다. 이 글을 읽는 독자분들 중에 혹시라도 입학에 관심이 있는 분들은 다음 사이트를 방문해 보길 바란다.

- www.nyist.org 〈장중경 한의대 블로그〉
- https://chimgusabest.modoo.at
  〈장중경 한의대 침구사성공 홈페이지〉
- https://obo.modoo.at 〈장중경 한의대 재학생회 홈피〉
- www.hani.tv 〈다음 블로그〉
- https://nyistorg.modoo.at 〈장중경 한의대 입학 안내 홈피〉

〔통증치료원리 교육센터〕무료 이용안내

본 책을 읽다가 궁금한 점이 있다면 저자에게 직접

연락하여 상세 정보 [이름, 전화번호, 이메일 주소]을 적어

010-6269-0582 혹은 penderman@naver.com으로

연락 주십시오.

계시는 곳에서 가장 근접한 지역센터에 연결시켜 드려

궁금점을 해소시켜 드립니다.

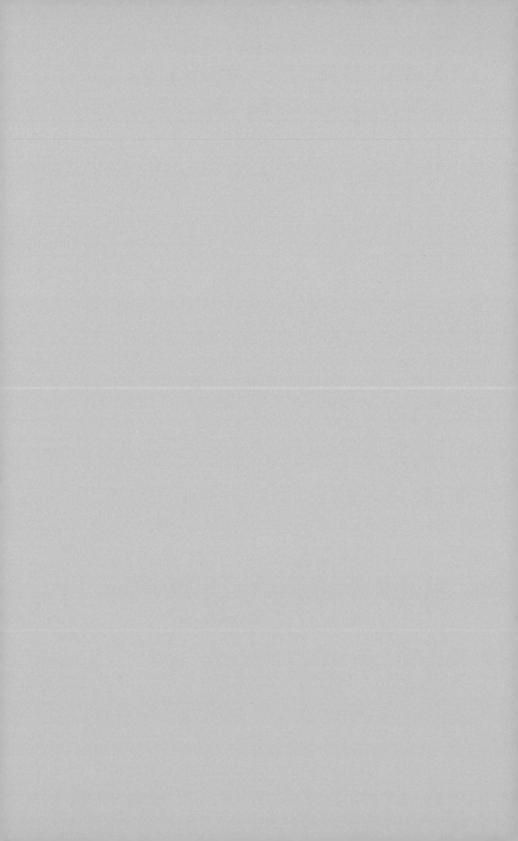